KATRIN LANGE

BEI GEGENWIND LOSLAUFEN

MEIN LEBEN ZWISCHEN BRUSTKREBS UND CORONA-PANDEMIE

KLHE

Bibliografische Information der Deutschen Nationalbibliothek
Die Deutsche Nationalbibliothek verzeichnet diese Publikation in der Deutschen Nationalbibliografie; detaillierte Daten sind im Internet abrufbar über: www.dnb.de

Originalausgabe
Copyright © 2022 by KLHE Verlag, Düsseldorf
Auflage, September 2022
Ein Imprint der C. Klein & J. Helbig GbR, Hortensienstraße 26, 40474 Düsseldorf.

Autorin: Katrin Lange
Lektorat und Korrektorat: Dr. Britta M. Scholz
Gestaltung: Rolf Gerhards, fountain studio
Titelfoto: Jorge Calero Mota
Fotos im Innenteil: sofern nicht anders angegeben *privat*
ISBN: 978-3-98538-058-9

Weitere Informationen zum Verlag:
www.klhe.de

Kostenlose Bonus-Inhalte und Newsletter unter:
www.klhe.de/helper/bonus-2

Für meine Eltern.
Für Ignacio.
Für Sven.
Für alle, die ein klein wenig Zuversicht brauchen.

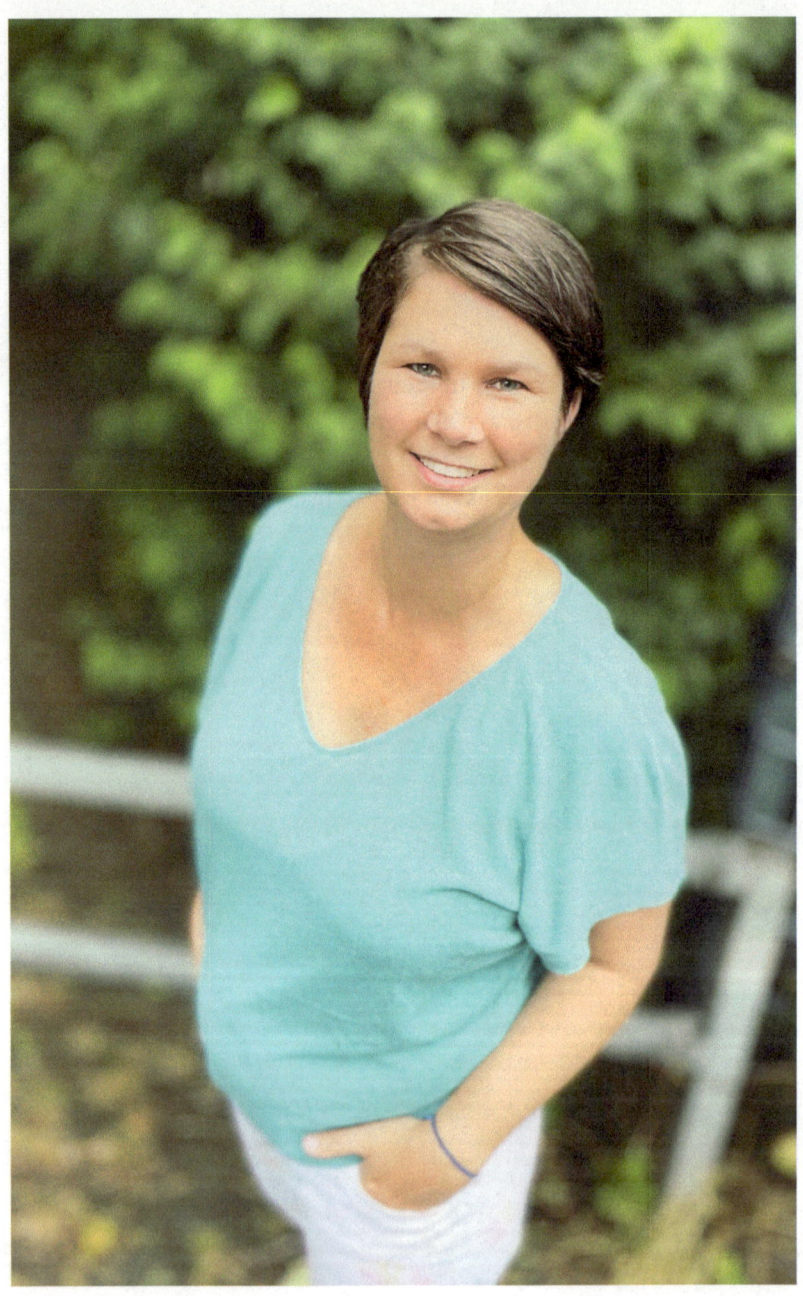

ÜBER DIE AUTORIN

Katrin Lange ist 43 Jahre alt und wurde in Remscheid geboren. Sie studierte Germanistik und Romanistik in Düsseldorf, wo sie bis heute mit ihrem Mann lebt. Seit 2002 arbeitet sie im Bereich Presse- und Öffentlichkeitsarbeit, aktuell als Pressereferentin in einem Handelsunternehmen.

Beruflich gehört Texten zu ihrem Alltag, privat zeigte sich ihre Leidenschaft zum Schreiben in Etappen: In ihrer Jugend schrieb sie Gedichte, mit Ende dreißig schloss sie erfolgreich den Fernlehrgang „Belletristik" an der Hamburger Schule des Schreibens ab. Dort belegte sie 2015 beim Institut-eigenen Genre-Wettbewerb „Leben mit Leidenschaft" mit ihrer Kurzgeschichte „Stippvisite in der Normalität" den 3. Platz.

Ihre Brustkrebserkrankung im Alter von 41 Jahren war Auslöser für ihr erstes Buchmanuskript. Es ist ein Herzensprojekt, mit dem sie Mut machen, sensibilisieren und aufklären möchte.

Instagram: @katipepa78
E-Mail: kl@klhe.de

VORWORT

Eine von acht Frauen erkrankt in Deutschland laut Statistik pro Jahr an Brustkrebs. Das sind rund 70.000 Neuerkrankungen jährlich. Wird ein Tumor rechtzeitig erkannt und professionell behandelt, ist der überwiegende Teil der Brustkrebserkrankungen heilbar. Die Behandlung nimmt in erster Linie den Körper in Anspruch. Was aber bedeutet die Diagnose und Therapie seelisch für die betroffenen Frauen?

Das Leben wird von einem Moment auf den anderen auf den Kopf gestellt. Die Betroffenen finden sich in einer Ausnahmesituation und völlig neuen Rolle wieder. Der Schockmoment der Diagnose muss verarbeitet werden, während gleichzeitig die Herausforderungen der Krebstherapie auf sie zurollen. Sie fühlen sich überfordert und spüren die Überforderung auch in ihrem Umfeld, denn meist müssen Familie und Angehörige ebenso erst lernen, mit der neuen, beängstigenden Situation umzugehen. Durch die Corona-Pandemie kommen erschwerende Bedingungen hinzu.

Jeder Mensch geht unterschiedlich mit einem Schicksalsschlag um. Egal, welche Strategie man wählt – Höhen und Tiefen müssen immer durchlaufen werden. Katrin Lange hatte sich dazu entschieden, ihrem Krebs und der Therapie auch mental entgegenzutreten. Ihr war bewusst, dass es keine Alternative gab – sie musste durch die Behandlung mit Chemotherapie, Operation und Bestrahlung hindurch. Aber sie wollte Einfluss darauf nehmen, wie sie ihr Schicksal in Angriff nahm. Sie hat all ihre seelischen Ressourcen gebündelt und sich ihren Herausforderern Brustkrebs und Pandemie mit viel Optimismus, Mut und innerer Stärke gestellt.

Auch die Krebstherapie von Katrin Lange war eine Achterbahnfahrt mit vielen schwierigen Momenten. Aber durch ihre innere Haltung konnte sie den Blick stets zurück auf positive Anker richten. Gerade in schwierigen Phasen hat ihr das Aufschreiben geholfen zur Ruhe zu kommen, Klarheit zu finden und wieder Kräfte zu sammeln.

Dieses Buch zeigt, wie „sich Dinge von der Seele zu schreiben" einen Menschen stärken und jetzt, mit der Veröffentlichung, hoffentlich vielen anderen Menschen helfen kann. Denn für Betroffene und Angehörige ist dieses Buch eine Quelle an Zuversicht, Inspiration und Wissenswertem.

Dr. med. Carolin Delonge
Allgemeinmedizinerin und Psychoonkologin

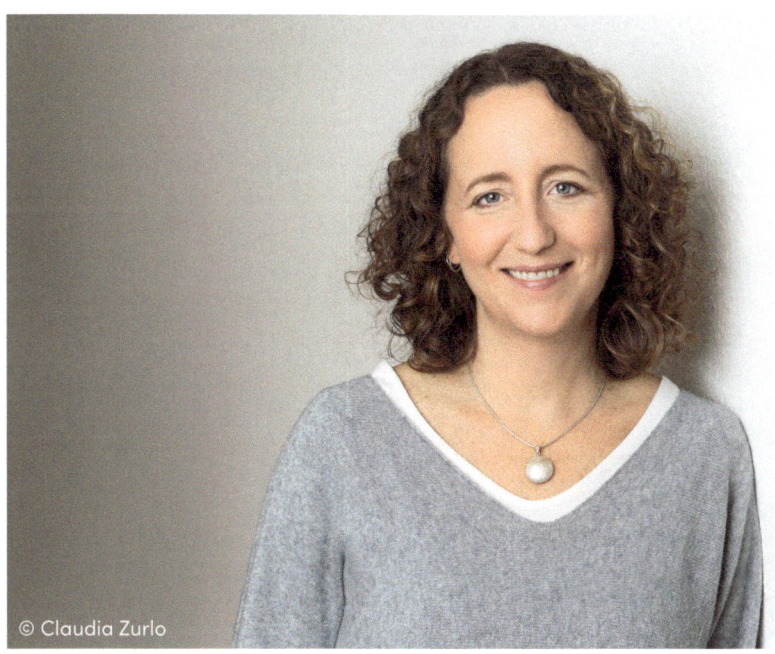

© Claudia Zurlo

„DU BIST NICHT ALLEINE, WIR SIND VIELE, WIR WERDEN ES ZUSAMMEN SCHAFFEN."

EINLEITENDE WORTE VON MIRJA NEVEN DU MONT

Als ich von Katrin gefragt wurde, ein Vorwort für ihr Buch zu schreiben, geriet ich zuerst ins Nachdenken... warum ich? Was habe ich denn mit ihr gemeinsam? Viel, sehr viel!

Das Lesen ihrer ganz persönlichen Geschichte katapultierte mich sofort in eine Welt zwischen meinem eigenen Schicksal und dem Leben der Menschen, die mich begleiten und die ich sehr liebe! Dieser eine Satz, der dein Leben für immer verändert... dieser Anruf... diese Ohnmacht!

Meine Mutter ist, genau wie Katrins Mutter, an Brustkrebs erkrankt. Ich höre heute noch diesen Satz, der mir das Blut in den Adern gefrieren ließ, der unser glückliches Leben auf einmal wie ein plötzlich auftauchender Wirbelsturm zum Einstürzen brachte.

Zwei Jahre zuvor wurde bei mir ein zum Glück gutartiger Tumor entdeckt und entfernt. Glück gehabt! Ja, wie ich vierzig Jahre Glück gehabt hatte.

Wie Katrin musste auch ich Abschied von geliebten Menschen nehmen, unter anderem meiner besten Freundin Simone, die aufgrund einer Krebserkrankung starb... Unglaublich, kaum zu ertragen, aber irgendwie schafft man es unter schwerster Anstrengung zurück ans rettende Ufer seiner eigenen Angst. Aber was ist, wenn man seinem eigenen Körper von heute auf morgen nicht mehr trauen kann? Wenn man vor Angst kaum Luft bekommt und auf einmal nicht mehr für andere, sondern sich selbst kämpft?! Ein ganz anderer Kampf! Doch Katrin ist so eine Kämpferin… eine Frau, die so stark ist, und sich und anderen Menschen Mut macht. Es gibt so viele Betroffene, denen Mut zugesprochen werden muss, die nicht alleine mit ihrem Schicksal sind… wir sind viele! Viele, die erkranken, die Familien haben, die auch auf einmal in diesem Albtraum aus Krankheit und Verzweiflung gefangen sind! Mütter, Väter, Kinder, Geliebte und Freunde. Ihnen allen gibt Katrin mit ihrem Buch Hoffnung, dass es sich zu kämpfen lohnt! Am Anfang scheint es aussichtslos, wo fange ich an… wie verläuft meine Behandlung, wie sind die Nebenwirkungen und vor allem: Bekomme ich mein Leben zurück?

Diesen Kampf musste ich nicht gegen den Brustkrebs führen, sondern gegen Taubheit, Schwindel und Angststörungen. Eineinhalb Jahre dachte ich, es ist einfach alles weg! Die Freude, der Appetit, die einfach große Liebe zu meinem Leben. Man ist wie ohnmächtig, kann es kaum glauben, dass doch gestern noch die Welt in Ordnung war! Und dann muss er von einem selbst kommen: der Mut, den Kampf anzutreten, der Wille, gegen schlechte Gedanken anzutreten und der Glaube, dass es wieder gut werden kann. Vielleicht wohl nie mehr wie früher, anders, aber trotzdem gut!

Irgendwie kommt man sich selbst näher, ist beeindruckt, was man alles mit seinem Körper zusammen schaffen kann. Eine wichtige Komponente ist dabei jemand, der dich liebt und aufbaut! Der den langen Weg mit dir geht und dir immer Zuversicht gibt, auch wenn das nicht leicht ist. Dieser Mensch ist für Katrin ihr Ehemann und bester Freund Ignacio. Die Wunderwaffe gegen deinen inneren Kampf, der Rettungsring, der deinen Kopf immer über der Wasseroberfläche hält. Solche Seelenverwandte sind lebenswichtig!

Deshalb sollten wir alle ein wenig zusammenrücken, anderen helfen, die alleine sind. Alleine mit ihrer großen Angst, wie es überhaupt weitergehen soll. Deshalb ist auch Katrins Buch so wichtig! Du bist nicht alleine, wir sind viele, wir werden es zusammen schaffen.

Auch eine Powerfrau mit einer so grandiosen Karriere kommt mal an ihr Limit, steht nicht immer auf der Sonnenseite des Lebens. Aber eines ist sicher: Nichts bleibt für immer, wie es ist! Nach Regen kommt auf jeden Fall auch wieder Sonnenschein und ohne Mut kommt am Ende nie der Erfolg.

Mirja Neven du Mont
Moderatorin, Schauspielerin und Autorin

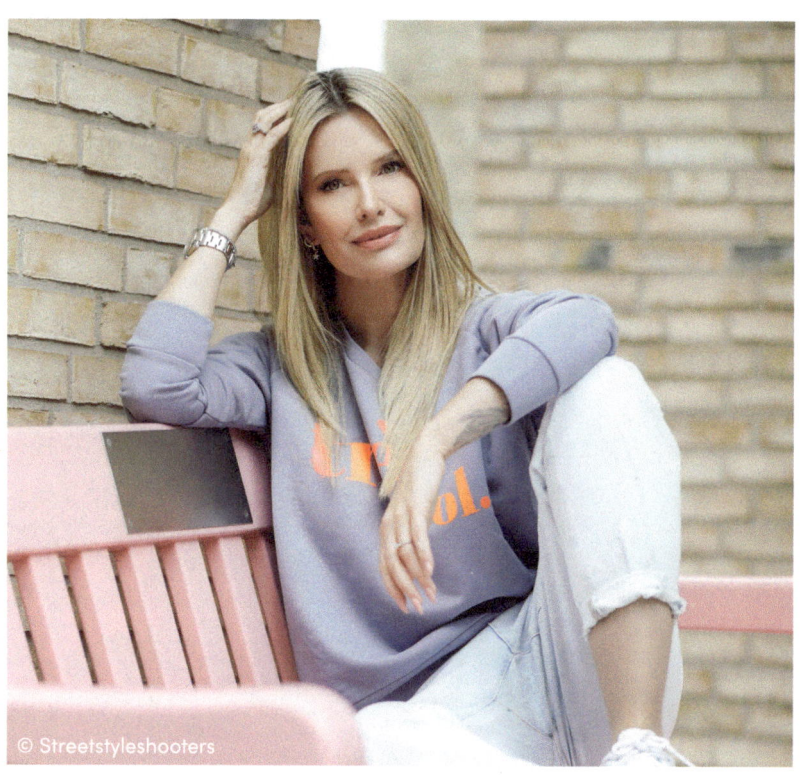

WAS MIR AM HERZEN LIEGT

Ich war zum Zeitpunkt meiner Brustkrebsdiagnose 41 Jahre alt, berufstätig, seit 17 Jahren mit meinem Mann Ignacio zusammen. Dieses Buch habe ich geschrieben mit dem gesundheitlichen Status quo krebsfrei[1] zu sein. Und in dem festen Glauben daran, nie wieder vom Feind namens „Krebs" heimgesucht zu werden.

Inhaltlich umfasst das Buch den Zeitraum von gut einem Jahr: von der Diagnose über die Akuttherapie bis hin zur Wiedereingliederung in meinen Job. Alles durchlebte ich während der Corona-Pandemie, die Europa und die ganze Welt mit Beginn 2020 in einen Ausnahmezustand versetzt hatte. Die letzte Überarbeitung des Manuskripts erfolgte im Juni 2022, knapp zwei Jahre nach meiner Diagnose, weshalb auch meine Erfahrungen, Gedanken und Gefühle aus dieser Zeit mit einfließen.

Bei all meinen persönlichen Schilderungen und Eindrücken ist mir wichtig, dass ich eine Brustkrebserkrankung niemals und an keiner Stelle verharmlosen oder Gefühle verletzen möchte. Es gibt zahlreiche Brustkrebsarten sowie Therapien und der Verlauf von Erkrankung und Behandlung ist absolut individuell. In der eigenen Familie und im Freundeskreis mussten wir Schicksale erleben, die einen schweren bis hin zu einem tödlichen Verlauf genommen haben. Dieses Buch ist daher meine persönliche Geschichte, es schildert meine Empfindungen, Erlebnisse und Sichtweisen auf die Dinge.

---

1 Als geheilt gilt man erst, wenn fünf Jahre nach der Diagnose keine Krebszellen im Körper nachweisbar sind.

INHALTSVERZEICHNIS

WIE ALLES BEGANN

„Verdammt, ich stehe doch gerade mitten im Leben!" Ich weiß, ich weiß. Eine klischeehaftere Formulierung ist kaum möglich. Aber wenn man etwas erlebt, das einen ohne Vorwarnung und Gnade aus seinem Alltag herauskatapultiert, dann verliert dieser Ausspruch für einen selbst alles Klischeehafte. Er gewinnt einfach nur an Wahrheit. Innerhalb einer Sekunde sollte mein Leben ein anderes werden. Ein Satz sollte alles auf den Kopf stellen.

Die Corona-Pandemie, die ab Anfang 2020 die gesamte Welt in Angst versetzte, hatte bereits all meine Pläne für das Jahr durchkreuzt. Denn bei COVID-19 (Coronavirus SARS-CoV-2) handelte es sich um eine neue Infektionskrankheit, die sich rapide über alle Ländergrenzen und Kontinente hinweg ausbreitete. Aufgrund der schnellen Übertragbarkeit des Virus und der unberechenbar schweren bis hin zu tödlichen Verläufe bei einer Infektion trafen uns viele Einschränkungen im Alltag: ein sogenannter Lockdown ab Mitte März bedeutete zum Beispiel Mund-Nasen-Schutz-Masken tragen, Abstand zu anderen Personen halten, im Homeoffice arbeiten, Treffen waren phasenweise durch Kontaktbeschränkungen gar nicht oder nur mit wenigen Personen erlaubt, Geschäfte, Kultureinrichtungen, Sportstätten und Gastronomie waren bis auf Bereiche zur Deckung des täglichen Bedarfs (beispielsweise Apotheke und Supermarkt) geschlossen. In einzelnen Bundesländern in Deutschland und anderen Ländern führte der Lockdown sogar zu strengen Ausgangssperren. Das Verlassen der Wohnung war nur zum Arbeiten, zum Gassi gehen mit dem Hund oder für den Lebensmitteleinkauf gestattet. Die Situation war sehr bedrückend, denn keiner wusste, was uns das Coronavirus noch alles abverlangen und wie lange die Situation andauern würde. Und sie hielt am Ende viel länger an, als alle zu Beginn gedacht hatten! Aufgrund vieler tödlicher Verläufe einer COVID-19-Infektion steigerten sich die Ängste besonders bei älteren und vorerkrankten Menschen.

„Sie haben Brustkrebs", war der Satz, der für mich alles in kürzester Zeit ein zweites Mal durcheinanderwirbelte. Ohne Vorwarnung war ich zu einer Risikopatientin geworden, die sich jedoch nicht nur mit ihrer Krebserkrankung auseinandersetzen musste, sondern zusätzlich mit den Gefahren durch die vorherrschende Corona-Pandemie.

Ich frage mich an manchen Tagen noch heute, wie ich das geschafft habe. Wie ich die Sorgen und Ängste in all den Monaten ausgehalten habe, denn Hochphasen der Pandemie begleiteten mich durch meine gesamte Akuttherapie. In manchen Momenten kann ich die Frage nicht beantworten. Es kommt mir so unglaublich vor, Corona von mir ferngehalten und parallel den Krebs verjagt zu haben. In anderen Momenten weiß ich wieder, was mich getragen hat: mein positiver Blick auf die Dinge, meine innere Stärke. Denn ich hatte entschieden, mich mit aller Kraft und allem Optimismus meinen Herausforderern zu stellen. Jammern, verzweifeln – beides war für mich keine Option. Ich wollte als Gewinnerin aus dem Kampf hervorgehen. Beide Gegner schlagen, ihnen keine Chance geben, mich zu vernichten. Ich wollte mit Anfang 40 und vielen Ideen im Kopf wieder zurück „mitten ins Leben"!

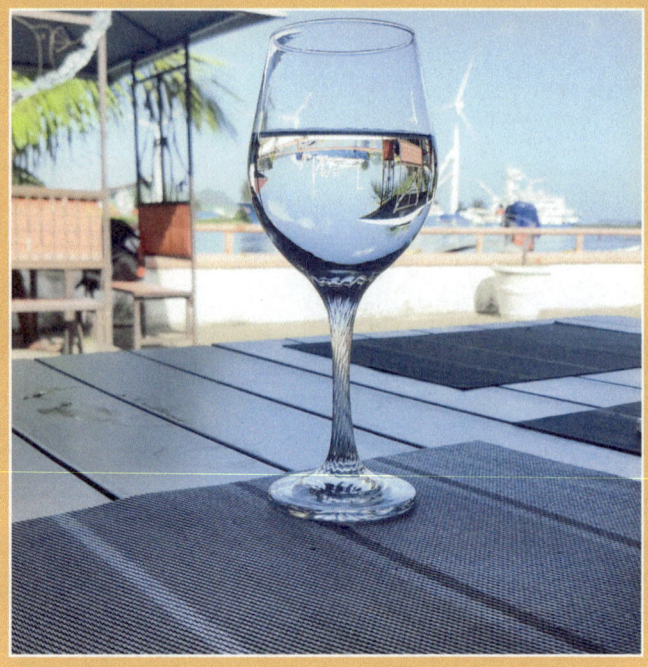

 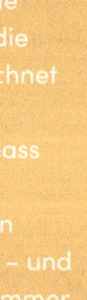

@katipepa78 Jeder kennt das Gefühl, wenn die eigene Welt kopfsteht. Es überrumpeln einen die Ereignisse, mit denen man einfach nicht gerechnet hat. Und was dann? Ich versuche, in solchen Situationen an dem Gedanken festzuhalten, dass „mein Glas weiterhin halbvoll ist" – und nicht andersherum. Ich versuche, das Positive in den Geschehnissen zu finden und wahrzunehmen – und sei der Aspekt noch so klein. Das klappt nicht immer. Aber die grundlegende Einstellung, erst einmal durchzuatmen und alles als „halbvolles Glas" zu betrachten, hilft und hat mich in vielen Situationen weitergebracht – auch bei meiner Krebserkrankung.

Text: Instagram, 12. August 2020

KAPITEL EINS

UNGEWOLLT ZUM LEISTUNGSSPORT

GLEICH ZWEI HERAUSFORDERER AUF DER AGENDA

Ich habe meinen Tumor selbst entdeckt. Entdeckt, jedoch nicht ertastet. Es war ein Blick in den Ganzkörperspiegel, der mich genauer hinschauen ließ, denn meine Brüste waren plötzlich nicht mehr symmetrisch. Der rechte Busen hatte sich äußerlich rechts unten verändert. Die Haut wirkte an einer Stelle leicht nach innen eingezogen. Es sah aus wie eine Delle. Daraufhin habe ich an meiner Brust gefühlt und getastet. Einen Bereich des Brustgewebes dadurch als sogenannten „Knoten" zu identifizieren, fiel mir jedoch schwer. Vielleicht empfand ich eine Stelle der Brust als „etwas härter", wenn ich Zeige- und Mittelfinger stark hineindrückte? Nein, ich hatte nicht das Gefühl, einen großen Unterschied zwischen der linken und rechten Brust zu ertasten.

Die Frage danach, ob ich den Tumor selbst entdeckt hätte, stellten mir alle Ärzte und Fachkräfte, auf die ich in den ersten Wochen aufgrund der zahlreichen Voruntersuchungen und -gespräche getroffen bin. Sie kam meist direkt zu Beginn. Zunächst habe ich mir nicht viel dabei gedacht. Als sich die Frage häufte, wunderte ich mich. Ich überlegte, ob sie eventuell die medizinischen Früherkennungsmethoden von Brustkrebs hinterfragten und anzweifelten? Denn wenn ich die Frage bejahte, war ihre Reaktion immer: *„Das habe ich mir gedacht, dass Sie auf den Tumor selbst aufmerksam geworden sind."*

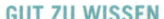

GUT ZU WISSEN

Dass Brustkrebs mit durchschnittlich 70.000 Neuerkrankungen jährlich die mit Abstand häufigste Krebserkrankung der Frau ist, wusste ich. Nicht klar war mir die immens hohe Bedeutung des regelmäßigen eigenen Abtastens und Anschauens der Brust. Laut Statistik werden rund 80 Prozent der Betroffenen selbst auf einen Tumor in der Brust aufmerksam. Wenn diese Zahl der Realität entspricht, verstehe ich, warum so viele Initiativen auf eine kontinuierliche Selbstuntersuchung der Brust aufmerksam machen und Aufklärungsarbeit leisten. Jede Frau kennt ihren eigenen Körper am besten. Regelmäßiges Anschauen und Abtasten der Brust erhöhen die Wahrscheinlichkeit, frühzeitig auf eine Veränderung aufmerksam zu werden. Empfohlen wird, sich an der monatlichen Menstruation zu orientieren. Da bei mir die Regel mit Beginn der Krebsbehandlung ausgesetzt hat, mache ich es seither zu Beginn jeden Monats. Das ist ein Zeitpunkt, an dem auch viele Initiativen und andere Betroffene beispielsweise in den sozialen Netzwerken darauf aufmerksam machen und aufklären. Sollte ich das Abtasten vergessen, werde ich ganz sicher via Instagram daran erinnert.

Zum damaligen Zeitpunkt hatte ich meine Brüste nicht regelmäßig selbst untersucht, die Aufklärungskampagnen bis zu diesem Zeitpunkt nicht bewusst wahrgenommen. Ich war bis dahin in keinen entsprechenden Communities unterwegs – warum auch?

Ich hatte dafür alle anderen Vorsorgemaßnahmen bei Brustkrebs sehr ernst genommen: Ich war regelmäßig zum Frauenarzt gegangen, zuletzt zirka vier Monate vor meiner Diagnose. Nur ein Jahr vor Entdeckung des Tumors hatte ich eine Mammografie (Röntgenuntersuchung) und Sonografie (Ultraschall) der Brust durchführen lassen. Alle Ergebnisse waren unauffällig. Die beiden zusätzlichen Untersuchungen erfolgten damals auf meinen eigenen Wunsch. Sie fallen nicht unter die Leistungen der gesetzlichen Krankenversicherung und mit 40 Jahren war ich für das Mammografie-Screening-Programm noch zu jung. Meine Mutter war jedoch vier Jahre zuvor an hormonellem Brustkrebs (Therapie: Operation, Bestrahlung und Antihormontherapie mit Tamoxifen) erkrankt, weshalb ich sensibilisiert war. Meine Frauenärztin ging durch eine Überweisung für die beiden zusätzlichen Untersuchungen auf meine Sorgen ein. Mit der regelmäßigen Krebsvorsorge bei meiner Gynäkologin und dem erweiterten Vorsorgecheck fühlte ich mich auf der sicheren Seite.

Ob ich auf meinen Tumor durch regelmäßiges Abtasten der Brust und ohne die äußerliche Veränderung aufmerksam geworden wäre, weiß ich nicht. Ich war beim Abtasten nicht überzeugt davon, dass ich einen Knoten fühlte. Und als ich dachte: *„Ah, okay, da scheint der Tumor zu sitzen, dort fühlt sich das Gewebe härter an"*, lokalisierte ihn meine Ärztin im Brustzentrum bei der Untersuchung an einer ganz anderen Stelle. Vielleicht lag es daran, dass sich das Tumorgewebe sehr mittig angesiedelt und flächig ausgebreitet hatte. Es wurde bei mir auch nie von einem Knoten gesprochen, sondern immer von einer Fläche oder Größe.

In meinem Fall war die äußerliche Veränderung der rechten Brust mein Indikator, mein Glück im Unglück. Doch obwohl mein Spiegelbild plötzlich seltsam aussah, muss ich gestehen: Noch war ich nicht sonderlich beunruhigt. Brustkrebs kam mir gar nicht in den Sinn. Ich meine sogar, mich zu erinnern, dass weder Ignacio noch ich das Wort Brustkrebs überhaupt benutzt haben. Ich dachte an eine Sportverletzung, einen verspannten Muskel – gibt es das in der Brust?

Jetzt, beim Aufschreiben meiner Gedanken von damals, schüttele ich fassungslos und ungläubig den Kopf. Meine Gelassenheit wirkt auf mich im Nachhinein völlig verrückt. Denn im Grunde war ich ein rational denkender Mensch. Nicht auf den Kopf gefallen. Hatte reichlich Brustkrebsfälle in der Familie erlebt. Jüngst war meine Mutter, wenig später meine Tante, vor einigen Jahren meine Cousine erkrankt...

Ich bin aber auch ein Mensch, der immer vom Positiven ausgeht, dem „am eigenen Leib" bisher nichts Schlimmes widerfahren war. Der sich keine Horrorszenarien ausmalt (zumindest meistens nicht). Ich gehe nicht schnell zum Arzt. Zunächst vermute ich immer, dass die Beschwerden von allein wieder weggehen.

Obwohl alles an meiner rechten Brust nach Abklärung schrie, lief ich (aus mir heute unerklärlichen Gründen) erst nach etwa zwei Wochen los – dann jedoch im Eiltempo: zuerst zur Frauenärztin, die mich nach einem Tastbefund zur Mammografie und Sonografie beim Radiologen schickte. Dort verbrachte ich eine Weile: Mammografie unauffällig, zusätzliche 3D-Mammografie auch unauffällig – so der untersuchende Radiologe. Es machte sich bereits Erleichterung breit und ein für mich typischer Gedanke: *„Hab' ich doch gesagt. Da ist nichts.“* Ich ging zu diesem Zeitpunkt noch davon aus, dass eine Mammografie einen Tumor auf jeden Fall sichtbar machen müsse.

Es folgte eine Ultraschalluntersuchung, bei der sie, ich glaube, 45 Minuten meine rechte Brust untersucht haben. Erst der Arzt, der die Mammografien begutachtet hatte, dann kam zur Absicherung eine zweite Ärztin hinzu. Mit jeder Minute zerrte die Situation mehr an meinen Nerven, denn die beiden Ärzte murmelten nur untereinander, zeigten verstohlen auf den Bildschirm, schauten sich gegenseitig an, nickten sich mal mehr mal weniger zustimmend zu. Mit dem Ultraschallgerät glitten sie wieder und wieder zwischen zwei, drei Stellen auf meiner rechten Brust hin und her – mal übernahm der eine das Gerät, mal die andere. Keiner sprach mich direkt an oder erklärte mir das Vorgehen. Die Situation war erdrückend. Heute würde mir das nicht mehr passieren. Heute würde ich nachfragen, eine Erklärung einfordern. Ich würde mich bemerkbar machen und sagen: *„Hallo, ich bin anwesend. Ich bin Ihre Patientin. Es wäre nett, wenn Sie mit mir reden würden.“* Schlussendlich entließen sie mich mit einem in meiner Wahrnehmung geradezu entspannten: Da gäbe es „diffuses Gewebe“. Das müsse durch eine Biopsie (Gewebeuntersuchung) abgeklärt werden. Das könnten sie aber nicht machen. Dafür müsse ich mich erneut bei meiner Frauenärztin melden. Ich solle sie anrufen. Sie würde mit mir das weitere Vorgehen besprechen und mich an ein spezialisiertes Brustzentrum zur Abklärung überweisen. Parallel bekäme sie den Ergebnisbericht zugeschickt. Eine Dringlichkeit hatte für mich weder die Tonlage noch die Formulierung ausgedrückt. Und da die beiden Mammografien ja unauffällig waren...

Die 3D(dreidimensionale)-Mammografie beziehungsweise Tomosynthese ist ein modernes Verfahren, das eine Serie von Schichtaufnahmen erzeugt, die zu einer 3D-Darstellung der Brust führt. Die herkömmliche Mammografie nimmt nur zwei Schichten auf. Die Kosten für die 3D-Mammografie musste ich selbst tragen, damals zirka 75 Euro für beide Brüste.

Warum waren sowohl die Mammografie als auch die 3D-Mammografie unauffällig? Warum war darauf kein Tumor zu sehen? Ich habe es im Nachhinein so verstanden, dass das Tumorgewebe dem Brustgewebe sehr ähnlich ist – auf einer Mammografie weiß dargestellt. Und da es sich bei meinem Tumor nicht um einen einzelnen Knoten, sondern ein flächiges Gewebe handelte, war es auf den Aufnahmen nicht zu differenzieren – so erklärte ich mir die Situation. Bei späteren Untersuchungen erläuterte mir eine Ärztin, dass eine Mammografie für junge Frauen nicht die Früherkennungsmethode „der ersten Wahl" sei. Das Brustgewebe sei bei jüngeren Frauen meist dichter (vor allem bei größeren Brüsten) und Tumoren bei dieser Untersuchung dadurch weniger gut zu erkennen. Das Mammografie-Screening-Programm sei eben genau aus diesem Grund erst für Frauen ab 50 Jahre angesetzt. In dem Alter verliere das Brustgewebe an Dichte. Da hatte ich wieder etwas Wichtiges dazugelernt. Heute, mit diesem Wissen, springt mir auf Informationsseiten immer wieder ins Auge, dass bei jüngeren Frauen genau deswegen primär eine Sonografie (Brustultraschall) als zusätzliche Untersuchung zur Vorsorge empfohlen wird.

Wenn ich mich zurückerinnere, hatte ich weder bei meiner Frauenärztin noch bei den beiden Radiologen das Gefühl, dass sie sonderlich überzeugt davon waren, dass mit meiner rechten Brust etwas nicht in Ordnung sein könnte – trotz der äußerlichen Verformung. Meine Frauenärztin wirkte damals auf mich sogar eher skeptisch. Sie ertastete erst etwas, als ich auf der Behandlungsliege lag, nicht im Stehen. Die beiden Radiologen wiederum machten den Eindruck, als wenn sie das Gefühl hätten, „etwas finden zu müssen". Vielleicht lösten aber auch die unauffälligen Mammografien und die sehr lange Ultraschalluntersuchung diesen Eindruck bei mir aus. Aber es sprach auch keiner von Brustkrebs oder einem möglichen Tumor. Die beiden Worte waren bisher nicht gefallen. Keiner setzte eine ernste, besorgte Miene auf – was bei dem Stadium meines Tumors schon angebracht gewesen wäre, wie ich finde, denn er hatte sich in meiner rechten Brust bereits auf einer Fläche von mehreren Zentimetern ausgebreitet.

Vielleicht wollte ich das alles damals aber auch so wahrnehmen, vielleicht war es eine typische Schutzreaktion des Gehirns. Denn bis zur Diagnose hatte ich immer noch an eine Entwarnung geglaubt. Fragt mich bitte nicht, was ich angenommen hatte, was die Verformung meiner Brust und das „diffuse Gewebe" bedeuten könnten... Ich habe keinen Schimmer. Obwohl ich normalerweise ein sehr rationaler und realitätsbezogener Mensch bin, hatte ich eine mögliche Brustkrebserkrankung wohl einfach aus meiner Gedankenwelt ausgeschlossen.

Nur wenige Tage später ging ich nach dem weiteren Besprechungstermin bei meiner Frauenärztin mit einer Überweisung ins Brustzentrum. Auch dort verhielten sich alle meinem Empfinden nach sehr neutral und besonnen. Ich bin jedoch davon überzeugt, dass sich meine Ärztin dort von Beginn an sehr sicher war, dass das, was sie ertastete und im Ultraschall sah, nichts Gutes bedeuten konnte. Sie verhielt sich zwar unaufgeregt und es fielen weiterhin weder das Wort Krebs noch Tumor, aber irgendetwas löste in mir aus, dass ich plötzlich nicht mehr so entspannt war. Mit reingespielt hat sicherlich, dass die Biopsie eine neue Untersuchungssituation war, die ich nicht kannte, und mir allein das Biopsiegerät einen ordentlichen Schrecken einjagte.

Nur zwei Tage später, es war ein Freitag, bestätigte das Laborergebnis der Stanzbiopsie dann auch schon ihren – beziehungsweise den von mir der Ärztin unterstellten – Verdacht. Ich erhielt die Diagnose Brustkrebs.

Bei einer Stanzbiopsie wird Gewebe aus dem Tumorareal entnommen und im Labor auf Veränderungen hin untersucht. Bei mir wurde sie ambulant mit örtlicher Betäubung der Brust durchgeführt. Ich denke, dies ist überwiegend der Fall. Die Biopsie fühlte sich seltsam an und auch das Gerät lässt einen ziemlich zusammenzucken. Sie hat bei mir aber keine Schmerzen verursacht, weder während der Untersuchung noch an den Tagen danach. Ich bekam einen Kompressionsverband, der etwas gewöhnungsbedürftig war, aber die Einstichstellen sind schnell verheilt.

Das Gespräch, in dem mir die Diagnose mitgeteilt wurde, war kurz. Aber ich glaube auch, dass man kaum in der Lage ist, nach solch einer Nachricht viel zu besprechen oder aufzunehmen. Ich war es zumindest nicht.

Ich erinnere mich positiv daran, dass mich Ignacio trotz Corona-Pandemie zu dem Ergebnisgespräch begleiten durfte. Es war eine Ausnahme, weil man aufgrund von Kontaktbeschränkungen nur allein medizinische Einrichtungen wie Arztpraxen und Krankenhäuser betreten durfte. Um das Infektionsgeschehen – die Ansteckung untereinander – einzuschränken, waren Begleitpersonen nicht erlaubt. Die Entscheidung, dass Ignacio bei diesem Termin mit dabei sein durfte, hatte meine Ärztin sicher bewusst getroffen, weil sie wusste, was auf mich zukam. Dafür bin ich ihr sehr dankbar, denn ich weiß aus Erzählungen, dass viele Betroffene in den Pandemie-Zeiten einen solchen Schockmoment allein durchstehen mussten.

Ich habe in dem Gespräch zwei Fragen gestellt: ob der Krebs heilbar sei und ob ich eine Chemotherapie benötige – auf beides bekam ich ein klares „ja" zur Antwort. Wie so oft im Leben lagen Freude und Leid nah beieinander.

Rückblickend ist mir klar geworden, dass ich an diesem Tag erst einmal geschützt wurde und mir meine Ärztin die mögliche Tragweite meiner Krebserkrankung nicht dargelegt hatte. Denn zu diesem Zeitpunkt konnte noch keiner wissen, ob ich Metastasen im Körper hatte. Aufgrund der für die Ärztin schon grob abschätzbaren Tumorgröße und dem auffälligen

Lymphknotenareal war dies nicht auszuschließen. Davon ahnte ich zum Glück jedoch nichts.

Ignacio habe ich erst Monate später gefragt, was er eigentlich in dieser Situation gedacht hatte. Wie es ihm ergangen war. Er sagte: *„Das war der bisher schlimmste Tag meines Lebens. Und ich bin unendlich dankbar, dass ich in diesem Moment an deiner Seite sein konnte."* Als ich zur Blutabnahme musste, habe er meine Ärztin auf dem Gang noch einmal gefragt, ob ich wirklich wieder gesund werden würde, ob ich gute Chancen hätte. Sie hatte geantwortet: *„Im Moment sieht noch alles danach aus."*

Am Ende des Diagnosegesprächs bekam ich einen Zettel mit weiterführenden Untersuchungen, die alle bereits vom Brustzentrum vereinbart worden waren. Das war eine Riesenhilfe. Ich hoffe, dass dies überall zum Standard gehört, denn ich weiß nicht, ob ich in der Lage gewesen wäre, die Termine selbst zu vereinbaren und vor allem Druck zu machen, dass sie zeitnah stattfinden würden. Ab diesem Zeitpunkt bis zum Ende der Akuttherapie war die Ärztin im Brustzentrum eine Art „Navigator", der mich und die weiteren Behandlungsschritte zentral steuerte und alles mit den Schnittstellen koordinierte. Es war ein Glücksfall, dass ich mich von Anfang an bei ihr ernstgenommen und sehr gut aufgehoben fühlte.

GUT ZU WISSEN

An dieser Stelle möchte ich betonen, dass nicht jede Brustkrebserkrankung mit einer Chemotherapie behandelt werden muss! Die Therapie hängt von vielen verschiedenen Faktoren ab. Wie zuvor erwähnt, musste meine Mutter aufgrund des rein hormonabhängigen Tumors keine Chemotherapie durchlaufen.

Fakt ist: Je früher ein Tumor erkannt wird, desto höher sind die Heilungschancen. Wer einen Verdacht hat, sollte sich bei keiner ärztlichen Instanz abwimmeln oder auf einen Termin in X Wochen vertrösten lassen. Man muss die Dringlichkeit klar machen und sonst alternative Ärzte wegen eines Termins anrufen, im Ernstfall die Krankenversicherung um Hilfe bitten.

Im Austausch mit jüngeren Betroffenen musste ich leider oft hören, dass es heutzutage immer noch Frauenärzte gibt, die sie aufgrund des jungen Alters erst einmal abweisen und vertrösten, weil: „prozentual sei der Anteil an Brustkrebserkrankungen bei jüngeren Frauen ja so gering." Hier kann ich nur appellieren: Folgt eurem Gefühl! Wenn ihr eine Veränderung ertastet, bleibt hartnäckig, setzt euch durch. Im besten Fall ist es ein Fehlalarm, aber nur mit einer Untersuchung könnt ihr sicher sein.

Und: Besteht auf alle zur Verfügung stehenden Untersuchungen! Eine Mammografie allein hat bei mir nicht ausgereicht und das unauffällige Ergebnis hätte fatale Folgen gehabt. Und meine eigene Geschichte ist nicht die einzige, die ich kenne. Eine Sonografie ist je nach Brust ein wichtiger Baustein in der Früherkennung.

Wenn es um die Überweisung und Termine für beispielsweise eine Mammografie in der Radiologie oder Biopsie in einem Brustzentrum geht, sollte der überweisende Arzt dort anrufen und auf einen zeitnahen Termin drängen. Auch gut zu wissen ist, dass das Einholen von einer Zweit- oder Drittmeinung absolut legitim ist. Dabei können normalerweise die Krankenversicherungen unterstützen.

Da stand ich nun. Befand mich im freien Fall. Mein Leben war ein anderes. Es war nicht mehr meins. Mein Kopf war leer. Mir liefen die Tränen. Ich rief auf dem Fußweg nach Hause meine Eltern an. Sie wussten von nichts. Ich wollte ihnen von der Verformung meiner Brust und den Untersuchungsergebnissen erst erzählen, wenn ich Entwarnung erhalten hätte. Meine Mutter machte sich immer so unnötig viele Sorgen.

Entwarnung, die gab es leider nicht. Es brach am Handy direkt aus mir heraus und ich hörte meine Eltern, vor allem meinen Vater, eines der wenigen Male in meinem Leben schluchzen. Bleibt man doch immer ihr Kind, auch mit 41 Jahren, und sie meine Eltern. Mein Vater sagte nur: „Warum du und nicht ich?" Meine Mutter konnte kaum sprechen. Obwohl meine Eltern von der Nachricht geschockt waren und sich angespannt und aufgewühlt fühlten, setzten sie sich umgehend ins Auto und waren innerhalb einer Stunde an unserer Seite. Ich empfand es als beruhigend, dass sie in diesem schwierigen Moment für mich da waren. Schließlich war es meine unterbewusste Absicht, dass sie nach meinem Anruf kommen würden. Meine Eltern sind auch im Erwachsenenalter weiterhin ein „Fels in der Brandung" für mich. Andererseits machten mir ihre Bestürztheit, die Traurigkeit in ihren Stimmen, ihre sorgenvollen Fragen plötzlich Angst. In mir wuchs die Vorstellung todkrank zu sein, vielleicht doch keine guten Chancen auf Heilung zu haben. Ich konnte mich in dieser Situation nicht auf ihre Gefühle und Sorgen einlassen, die sie als Eltern verständlicherweise hatten. Ich hielt mich an den Worten meiner Ärztin vom Brustzentrum fest: dass mein Krebs heilbar sei. Dass ich wieder gesund werden würde – und sagte genau das meinen Eltern. Beruhigt hat es sie nicht, aber mir ist etwas Wichtiges bewusst geworden: dass ich ein grundlegend positiv denkender Mensch bin. Daher blieb mir nur eine Herangehensweise an die Situation: *„Ich vertraue meiner Ärztin und auf das, was sie mir gesagt hat. Und solange ich keine negative Prognose bekomme, mache ich mir über einen schweren oder gar todbringenden Verlauf keine Gedanken."* Ich habe an den Mann meiner Freundin gedacht, der vor weniger als einem Jahr plötzlich an einem Herzinfarkt verstorben war. Er hatte mit Anfang 40 keine Chance mehr bekommen. Ich aber hatte eine und damit ein Riesenglück.

Und dahingehend habe ich auch mein weiteres Umfeld von vornherein eingenordet. Ich wollte kein Mitleid, keine traurigen Blicke, belegte Stimmen, in denen Angst mitschwang. Mein Bruder Sven machte sich ebenfalls Sorgen. Er ist drei Jahre älter als ich und möchte seine kleine Schwester beschützen. Bei unserem ersten Telefonat, nachdem ihn meine Eltern über meine Diagnose informiert hatten, war das erste, was er mit belegter Stimme herausbrachte: *„Du kannst mich doch nicht mit Mama und Papa alleine lassen!"* Sofort schossen mir Tränen in die Augen und ich gab, wahrscheinlich etwas harsch, zurück: *„Als ob ich dich alleine lassen würde! So brauchen wir gar nicht erst anzufangen. Ich werde wieder gesund und basta!"*

Ich wollte, dass alle daran glaubten, dass ich wieder gesund werde. Ich wollte, dass sie mich unterstützten und nicht andersherum: dass ich meine Familie und Freunde aufbauen musste. Pessimisten und Schwarzmaler konnte ich in dieser Situation nicht gebrauchen. Klingt egoistisch? War es wahrscheinlich. Aber auch rückblickend halte ich es für unerlässlich, sich in solch einer extremen Situation in den Mittelpunkt und die Gefühle aller anderen hintenanzustellen – selbst, wenn es die eigenen Eltern oder Geschwister sind.

GUT ZU WISSEN

Ich bin keine Ärztin, keine Frau vom Fach oder gar Expertin auf dem Gebiet Brustkrebs. Ich bin eine Brustkrebspatientin und kann nur aus dieser Perspektive urteilen. Daher ist das Folgende meine persönliche Wahrnehmung, die ich aus dem Erlebten und meinen Arztgesprächen gezogen habe:

Für mein Gefühl ist viel zu wenig bekannt, dass eine Brustkrebsbehandlung gut verträglich sein kann. Dass Klassiker wie Übelkeit, Erbrechen, Bettlägerigkeit, Appetitlosigkeit… nicht zur Tagesordnung gehören müssen. Dass viele Brustkrebserkrankungen heutzutage gut zu behandeln und heilbar sind. Dass auch Metastasen keinen schnellen Tod mehr bedeuten müssen.

In meinem Abschlussgespräch zur Antikörpertherapie (November 2021) kam ich mit meiner Onkologin darauf zu sprechen. Sie schuf das Bild, dass die Medizin versuche, Brustkrebs durch Forschung und den Fortschritt in den Behandlungsmöglichkeiten immer mehr in den Bereich einer chronischen Erkrankung zu verschieben. Das hieße, dass man beispielsweise mit metastasiertem Brustkrebs bei passender Medikation wie mit einer chronischen Erkrankung umgehen und damit viele Jahre leben bis hin zu alt werden könnte – so, wie es heute teilweise bereits möglich ist.

Ich für mich betrachte die zirka zehn Jahre Antihormontherapie, die ich voraussichtlich durchlaufen muss, beispielsweise ähnlich. Ich nehme über einen längeren Zeitraum präventiv Medikamente ein, um einem Rückfall (Rezidiv) vorzubeugen – so, wie andere Menschen bei chronischem Bluthochdruck Tabletten einnehmen müssen. Das ist für mich eine Betrachtungsweise, die zu meinen Erfahrungen passt – und Ängste eindämmen könnte. Das heißt nicht, dass es wie bei jeder Erkrankung nicht

Man sollte das Fünkchen Glück und das Positive sehen, damit einen die negativen Gegebenheiten nicht erdrücken. Mir ist bewusst, dass dies eine sehr, sehr wertvolle Eigenschaft ist, die mir in die Wiege gelegt wurde, und ich bin dafür unendlich dankbar. Meine Psychoonkologin sprach einige Monate später von Resilienz, einer besonderen psychischen Widerstandsfähigkeit, die manche Menschen besitzen. Ich weiß nicht, ob ich wirklich resilient bin. Damals wusste ich nur eins: Ich muss da durch. Aber ich konnte entscheiden, ob ich das lächelnd und optimistisch oder jammernd tat. Für mich gab es keine Alternative, als den Blick auf das Gute meiner Situation zu richten – und wären die Chancen auch noch so gering.

Heute weiß ich, dass ich zu diesem Zeitpunkt einige Zusammenhänge nicht von Anfang an gewusst oder verstanden hatte. Dass ich beispielsweise die Schwere meiner Erkrankung nicht sofort an mich herangelassen hatte, sondern versucht habe, durchweg positiv zu denken. Dass mich mein Gehirn und meine Seele vor dem Zu-viel-darüber-Nachdenken geschützt hatten. Das ist ein natürlicher Schutzmechanismus des Verstandes, der einen ein Trauma erst nach und nach verstehen, realisieren und verarbeiten lässt. Es gab andere einschneidende Erlebnisse in der Vergangenheit, in denen bei mir ähnlich zunächst automatisch eine Art Verdrängung eingesetzt hatte. So nahm ich den schweren Autounfall meines Vaters Jahre zuvor nur nach und nach wahr. Ich bin erst nach einer Woche zu ihm in die Uniklinik gefahren, weil ich immer dachte: *„Wenn ich Papa dort nicht im Koma liegen sehe, dann ist der Unfall auch nicht passiert."* Es hat auch hier gedauert, bis sich die Realität ihren Weg an die Oberfläche gesucht, beziehungsweise bis mein Gehirn ihr Durchdringen zugelassen hatte.

Ich hatte recht früh recherchiert und erfahren, dass jeder an Krebs Erkrankte einen Anspruch auf psychoonkologische Unterstützung hat. Da ich vor einigen Jahren aufgrund einer beruflich sehr schwierigen Situation bereits psychologische Unterstützung (Verhaltenstherapie) genutzt hatte, wusste ich, wie hilfreich diese sein kann. Ich vermutete die üblichen langen Wartezeiten, weshalb ich mich schon zu Beginn der Chemotherapie auf die Suche begab – mit Erfolg. Noch während der Behandlung konnte ich mit den Gesprächen beginnen. Die psychoonkologische Begleitung umfasste bei mir 12 Sitzungen (plus vier Kennenlern-Sitzungen vorab).

WIE SAGE ICH ES DEN ANDEREN?

Ich bin im Nachhinein von Freundinnen gefragt worden, ob ich mir Gedanken gemacht hätte, wem, wie und wann ich von meiner Diagnose erzählen würde. Die ehrliche Antwort ist: nein. Ich war so mit mir selbst beschäftigt, dass kein Raum für große Schlachtpläne und Strategien war.

Der größte Teil meiner Familie war glücklicherweise durch meine Mutter informiert worden. Sie hatte gerade entschieden, während der Corona-Pandemie die Feier zu ihrem 70. Geburtstag abzusagen. Aufgrund des erhöhten Ansteckungsrisikos galten weiterhin Kontaktbeschränkungen, weshalb keine größeren Familienfeiern stattfinden durften. In diesen Telefonaten hat sie gleichzeitig von mir berichtet. Die Verwandten, mit denen ich in engerem Kontakt stehe, haben sich netterweise erst mit ein paar Tagen Abstand nach und nach persönlich bei mir gemeldet. So waren die Gespräche für mein Gefühl sehr dosiert und psychisch stemmbar.

Meine Freunde habe ich informiert, wenn es sich ergeben hat. Wenn wieder ein Telefonat oder Treffen anstand oder ich wegen Untersuchungen eine Verabredung absagen musste. Es gab auch keine Reihenfolge oder den Gedanken, dass ich bestimmte Menschen zuerst informieren müsste. Eine meiner engsten Freundinnen hat es beispielsweise als eine der letzten erfahren. Einfach, weil sie zum Zeitpunkt meiner Diagnose im Urlaub war. Wozu sollte ich sie extra anrufen und im Urlaub mit meiner Diagnose belasten? Laut meiner Ärztin ging es bei mir nicht um Leben und Tod, sondern darum, wieder gesund zu werden, und ich war nicht allein. Viele meiner Freundinnen habe ich sicherlich ziemlich überrannt, da ich kaum jemandem von den Untersuchungen erzählt hatte. Meist habe ich die Fakten direkt ausgesprochen – wozu drumherum reden? Es ließ sich doch nicht mehr ändern.

Ich persönlich habe Krebs und speziell meine Erkrankung daher in keinem Moment als Tabu-Thema erlebt oder empfunden. Ich hatte nie das Gefühl, dass irgendwer nichts darüber wissen wollte oder mich seither mied. Ich glaube, dass dies unter anderem an meinem offenen Umgang mit der Situation lag. Mein Umfeld war aus meiner Sicht sehr interessiert – an mir, meinem Befinden, aber auch im Hinblick auf Details zu meiner Erkrankung und Therapie. Wer gefragt hat, hat Antworten bekommen. Es konnte nicht jeder in gleicher Weise mit allem umgehen und ich musste auch nicht jedem das volle Ausmaß schildern. Aber Ablehnung oder ein *„erzähl's mir lieber nicht"* habe ich nie gespürt oder vermittelt bekommen.

Was ich aufgrund der Corona-Pandemie nicht hatte, waren öffentliche Konfrontationen, zum Beispiel ein Besuch im Theater in der Zeit, in der man mir die Erkrankung äußerlich deutlich ansah. Vielleicht hat mich das vor komischen, ablehnenden oder gar verletzenden Reaktionen Außenstehender geschützt. Mit den Blicken im Supermarkt oder bei Spaziergängen konnte ich umgehen. In den Gesichtern sah ich eigentlich immer nur die Fragen geschrieben: *„Ob sie krank ist? Was sie wohl hat? Oder trägt sie die Glatze freiwillig?"* Das sind spontane, intuitive Gedanken, von denen auch ich mich nicht freisprechen kann, denke ich.

So sehr ich versuchte, meine positive Einstellung zu behalten, war ich gegen dunkle Gedanken nicht immun. Heute erzähle ich es und lache über die Situation, aber damals fühlte ich eine bedrückende Schwere: Tatsächlich habe ich in den ersten Tagen nach der Diagnose sämtliche Versicherungen gecheckt. In welchen Fällen zahlt die Lebensversicherung? Wer ist begünstigt? Wie ist das bei der Direktversicherung? Obwohl ich mir immer wieder laut vorbetete, dass ich eine Krankheitsdiagnose und kein Todesurteil erhalten hatte, konnte ich nicht anders. Zum Glück habe ich im Austausch mit anderen Betroffenen erfahren, dass es ihnen teilweise genauso ergangen ist. Es sind Momente der Unsicherheit, Momente, in denen man sich mit Krankheit und Tod auseinandersetzt.

Die Hiobsbotschaft über meine Krebserkrankung brachte generell viele Ängste, Unsicherheit, Ungewissheit und Sorgen mit sich: Warum hatte es mich getroffen? Woher kam der Krebs? Hätte ich besser vorbeugen können? Würde ich das alles schaffen? Was würde die Chemotherapie mit mir und meinem Körper machen? Und da war ja noch eine zweite große Herausforderung: Was würde geschehen, wenn die Infektionszahlen im Herbst während meiner Therapie wieder stiegen und ich mich mit dem Covid-19-Virus infizieren würde? Wie konnte ich mich ausreichend davor schützen? Was, wenn das Gesundheitssystem überlastet wäre, die Intensivstationen durch Corona-Patienten überbelegt und Operationen wie die meine nicht stattfinden könnten? Wie sollte ich mit der Angst vor einem Rückfall leben? Endlos viele solcher Fragen, Gedanken und Sorgen, die einen beschäftigen.

Warum ich? – Diese Frage taucht bei jedem automatisch auf, glaube ich zumindest. Wenn auch nur für einen Moment. Es ist ein natürlicher Impuls, sich zu fragen: Warum hat es mich getroffen? Lange habe ich mich mit dieser Frage jedoch nicht beschäftigt. Denn sie impliziert für mich, dass mein Schicksal jemand anderen hätte treffen müssen. Und dann? Wäre das gerechter? Gäbe es jemanden, der diese Erkrankung in meinen Augen verdient hätte? Nein! Und warum sollte ich bei Schicksalsschlägen außen vor sein? Weil ich so nett bin? Weil ich erst Anfang 40 bin? Weil ich heiße, wie ich heiße?

Während ich an diesem Buch arbeitete, erkrankte der zu diesem Zeitpunkt zweijährige Sohn unserer besten Freunde an einem bösartigen Tumor in der Niere. Spätestens dann weiß man, dass diese Frage völlig überflüssig ist. Denn das Schicksal ist und bleibt ein „mieser Verräter". Ich finde, es gab selten einen treffenderen Filmtitel als „Das Schicksal ist ein mieser Verräter", bei dem es um zwei junge Menschen geht, die unheilbar an Krebs erkrankt sind.

Ich hatte mit rund 40 Jahren immerhin, sagen wir, voraussichtlich gut die Hälfte meines Lebens bereits gelebt – mit ein paar Schicksalsschlägen in der engsten Familie, die jedoch bisher alle gut ausgegangen waren. Ich selbst war bis dato ohne ernsthafte Erkrankungen davongekommen – nun war ich eben an der Reihe. Es gab keinen „Reset-Knopf". Kein „Gehen Sie zurück auf Los". Ich musste das Beste aus der Situation machen. Mir blieb aber die Wahl: zwischen Selbstmitleid und Kampfgeist. Ich habe mich für Letzteren entschieden.

Selbstverständlich habe ich die Erwartung, dass es mit dieser Brustkrebserkrankung dann aber auch für meine zweite Lebenshälfte an Aufregung reicht – drückt mir die Daumen!

...ach ja, und wenn ich noch einen zweiten Wunsch frei hätte: Eine weitere Pandemie müsste ich nun auch nicht noch einmal miterleben.

Warum jetzt? – Tja, warum jetzt? Warum jetzt, wo ich doch gerade mein Leben noch weiter entschleunigt hatte. Meine Arbeitszeit durch die Inanspruchnahme von Brückenteilzeit[2] vorübergehend auf 70 Prozent reduziert, mir ein sinnstiftendes Ehrenamt gesucht hatte. Mit meiner Mutter regelmäßig meine Tante im Seniorenheim besuchen wollte. Einen noch stärkeren Fokus auf private Dinge anstrebte.

---

2 Neben dem Anspruch auf zeitlich nicht begrenzte Teilzeitarbeit besteht ein allgemeiner gesetzlicher Anspruch auf zeitlich begrenzte Teilzeitarbeit (Brückenteilzeit). Weitere Infos: https://www.bmas.de/DE/Arbeit/Arbeitsrecht/Teilzeit-flexible-Arbeitszeit/Teilzeit/Fragen-und-Antworten-Brueckenteilzeit/faq-brueckenteilzeit.html

Ich hatte in den Jahren, in denen ich in zwei PR-Agenturen gearbeitet habe, viel gesehen, gelernt und erreichen dürfen. Karriere stand seit einigen Jahren ganz unten auf meiner Prioritätenliste. Ich machte einen guten Job, achtete auf meine Life-Work-Balance[3] und steckte in den ersten Monaten meiner hart erkämpften Brückenteilzeit. Den „Weckruf" durch eine Krebserkrankung hatte ich nicht gebraucht, um „aufzuwachen".

Es ist häufig die Erwartung von Außenstehenden, dass ein Schicksalsschlag Umbrüche mit sich bringt: Hat die Erkrankung dein Leben oder die Sicht auf dein Leben verändert? Hast du sie als Chance genutzt, um dein Leben neu zu ordnen, um andere Prioritäten zu setzen?
Selbstverständlich hat mich meine Brustkrebserkrankung verändert. Aber nicht in dem Sinne, wie es viele erwarten. Mir ist die Endlichkeit des eigenen Lebens bewusster als Menschen ohne eine solche Erfahrung. Ich habe andere Ängste. Andererseits sehe ich viele Dinge vielleicht gelassener als andere, weil ich sie einfach nicht mehr als so wichtig empfinde. Ich habe körperliche Beschwerden, die mich voraussichtlich erst in zehn oder 20 Jahren heimgesucht hätten. Aber ich bin grundlegend der Mensch, der ich vorher war. Und dort, wo ich mit meiner Lebenseinstellung jetzt bin, war ich auch vor meiner Krebsdiagnose bereits. Ich wollte damals und möchte auch heute in meinem Leben nichts Gravierendes verändern. Und das, was ich vor meiner Erkrankung ändern wollte, will ich immer noch ändern. Ich hätte auf diesen Impuls, wenn wir meine Erkrankung so einordnen wollen, verzichten können.

Mir ist bewusst, dass dies viele Menschen, die eine ähnliche Erfahrung machen, anders erleben. Und ich habe großen Respekt vor den Wegen, die manch einer geht. Für mich persönlich war es wichtig, zu verstehen, dass man den Anspruch auf Veränderung haben kann, ihn aber eben nicht

---

3 Nein, das ist kein Schreibfehler. Während der Anschlussheilbehandlung habe ich in einem Seminar gelernt, dass nachkommende Generationen dieses Wording anstelle von Work-Life-Balance verwenden, um den Fokus auf das Private noch stärker zu unterstreichen. Diesen Trend gehe ich gerne mit!

haben muss oder dieser erst viel später an die Oberfläche tritt. So konnte ich mit entsprechenden Fragen besser umgehen. Ich fühlte mich nicht mehr unter Druck gesetzt, unbedingt „etwas finden zu müssen", was die Krebserkrankung bei mir verändert oder ausgelöst haben sollte.

Aus heutiger Sicht fiele meine Antwort nicht anders aus als in der akuten Krankheitsphase, aber ich hätte etwas zu ergänzen: Denn das, was mir der Krebs ermöglicht hat, ist dieses Buch, das ihr gerade lest. Ich wollte immer ein Buch schreiben und veröffentlichen. Neben dem Job habe ich mich darauf jedoch immer nur phasenweise konzentriert und bin deshalb nie richtig in die Umsetzung gekommen. Dieses Buch bedeutet für mich daher keine grundlegende Veränderung in meinem Leben, die meine Diagnose ausgelöst hat. Es ist die Erfüllung eines Traums, etwas Positives, das sich aus meiner Situation entwickelt hat. Und ob das alles noch weitere Veränderungen mit sich bringen wird, werden wir sehen!

Die Frage nach dem Zeitpunkt hatte damals noch eine andere Seite, denn wir befanden uns im Juli 2020 inmitten der Corona-Pandemie: Infektionsgefahr, Lockdown, Masken, Kontaktbeschränkungen sowie Abstands-Regeln in Supermärkten, Arztpraxen, öffentlichen Verkehrsmitteln... Verdammt, WARUM GERADE JETZT? Wie soll das gehen? Kann ich behandelt und operiert werden? Wie kann ich mich schützen? Was ist, wenn ich mich anstecke? Ich hatte eine verdammte Angst. Ich war von einem Moment auf den anderen zur Risikopatientin geworden.

Risikopatientin? Was heißt das eigentlich? Dass ich schneller an Covid-19 erkranke? Dass ich sterbe, wenn ich eine Corona-Infektion erleide?

Wenn mich jemand fragt, was mir damals mehr Angst gemacht hat – die Krebsdiagnose oder die Corona-Pandemie? Eindeutig Corona. Mein Brustkrebs war berechenbarer. Er war erforscht. Er war behandel- und heilbar. Eine Corona-Infektion war neu, unerforscht, keine Medikamente vorhanden, der Verlauf ungewiss. Und was eine Kombination aus Brustkrebserkrankung in akuter Chemotherapie plus eine Infektion mit COVID-19 bedeuten würde, wollte ich mir gar nicht ausmalen.

Der einzige spontan positive Gedanke war: Durch den Lockdown im März waren Isolation und Vorsicht gelernt. Ich hatte seit Mitte März von zu Hause aus gearbeitet. Man konnte nicht viel unternehmen oder sich treffen – so würde ich auch nicht viel verpassen. Vielleicht war es daher sogar ein guter Zeitpunkt? Ich fühlte mich nicht allein mit der Aussicht, voraussichtlich ein komplettes Jahr zu verlieren. So erging es wegen der Pandemie im Grunde allen.

Mal konnte ich der Situation in diesem Sinne etwas Positives abgewinnen, mal bin ich an meinen Ängsten und an der Isolation verzweifelt. Meine Stimmung hing sowohl stark mit dem jeweiligen Behandlungsstadium zusammen, in dem ich mich gerade befand, als auch mit den Wellen der Pandemie.

Schuldige gesucht. – Die Frage, ob ich selbst oder meine Frauenärztin den Tumor früher hätte bemerken können, wird sich nie beantworten lassen. Genauso wenig die Frage, seit wann der Tumor in meiner Brust war. Ich habe mir diese Fragen gestellt. Mehrfach. Die Letztere hat mich besonders beschäftigt. Denn ich hatte ein sogenanntes lokal fortgeschrittenes Mammakarzinom. Der Tumor war großflächig und hatte sogar schon die Brustwarze von innen erreicht.

Warum hatte ich meine Brüste nicht abgetastet? Warum hatte meine Frauenärztin nur wenige Monate vor der Diagnose bei der Vorsorgeuntersuchung keine Veränderung gefühlt? Hätte der Radiologe vielleicht bereits ein Jahr zuvor bei der Mammografie und Sonografie etwas erkennen können – oder sogar müssen?

An dieser Situation habe ich ziemlich geknabbert. Ich habe mir die Aufnahmen meiner Mammografie aus 2019 besorgt, habe sie angeschaut und mit den aktuellen Bildern verglichen. Habe sie Ignacio gezeigt. Wollte einen unabhängigen Experten fragen. Was aber hätte es mir gebracht? Hätte es mich zufriedengestellt, zu wissen, dass ein Jahr zuvor etwas übersehen worden war? Hätte ich geklagt? Oder wollte ich einfach nur verhindern, mich selbst schuldig zu fühlen, weil ich meine Brust nicht regelmäßig selbst untersucht hatte?

Ich habe im Verlauf meiner Untersuchungen und Behandlung mehrere

Ärzte aus unterschiedlichen Fachgebieten danach gefragt und alle sagten, dass nicht festzustellen sei, seit wann der Tumor im Körper war. Dass es sinnvoller sei, voraus- anstatt zurückzuschauen. Sich auf die Behandlung und Genesung zu konzentrieren. Wichtig für mich war, glaube ich, dass ich mehrere Ärzte gefragt hatte und diese unabhängig voneinander die gleiche Antwort gegeben hatten. Darüber hinaus hatte ich ja erfahren, dass eine Mammografie gerade bei jungen Frauen nicht immer zur Tumorerkennung beiträgt. Und ich für mich selbst hatte Zweifel, ob ich den Tumor selbst ertastet hätte. Daher habe ich mit der Zeit akzeptiert, dass es keine Antworten und damit auch keinen Schuldigen gibt. Schade finde ich trotzdem, dass an den Ursachen für Krebs weniger geforscht wird. Ich möchte mir aber auch nicht anmaßen, zu beurteilen, was wichtiger ist: die Ursachenforschung oder die Weiterentwicklung der Behandlungsmöglichkeiten. Hoffnungsträger ist aktuell sicherlich die Forschung an Impfstoffen für verschiedene Krebserkrankungen, darunter auch Brustkrebs. Hier hatte die Pandemie beziehungsweise die COVID-19-Impfstoffentwicklung etwas Positives, denn sie hat die Forschung an sogenannten mRNA-Impfstoffen, die auch bei Krebs in Frage kommen, beschleunigt. Für bereits Betroffene wie mich wird interessant sein, ob die Impfungen auch nach einer bereits durchlaufenen Erkrankung eingesetzt werden können. Einige Jahre werden wir aber wohl noch abwarten müssen.

Heute kann ich mit den ungeklärten Fragen umgehen. Wenn sie zwischendurch an die Oberfläche treten, habe ich eine Antwort – zwar keine klärende, zufriedenstellende, aber eine, die ich mir erarbeitet und akzeptiert habe. Das Einzige, was ich zugeben muss, ist, dass das Vertrauen in meine Frauenärztin angekratzt war, weil nur vier Monate vor der Diagnose anscheinend nichts zu entdecken war. Für die Krebsnachsorge hat mich das zu einem Wechsel bewogen. Ich glaube aber, dass das einfach nur menschlich ist. Und mir auch hilft, mit einem neuen Kapitel in meinem Leben, der Krebsnachsorge, zu beginnen.

Falscher Lebensstil? – Die Fragen danach, woher der Krebs kommt, was ihn verursacht und begünstigt, ob man hätte vorbeugen können, ob man falsch gelebt hatte, finde ich bis heute sehr unbefriedigend beantwortet. Denn es gibt darauf meistens keine konkrete, definitive Antwort von Ärzten, Fachleuten oder sonst wem. Deshalb hat es mich ziemlich genervt, dass man überall sehr pauschal mit den Risikofaktoren von Brustkrebs konfrontiert wird: Übergewicht, fehlende Bewegung, Ernährung, Rauchen, Alkohol. ...tja, danke, dann hätte es mich nun wirklich nicht treffen dürfen!

Ich finde es äußerst ungünstig, dass der generelle Lebensstil in solch engen Zusammenhang mit Brustkrebs gebracht wird und an jeder Stelle auf einen einprasselt. Auch die Ärzte weisen bei der Frage danach, wie man die Krebstherapie unterstützen könne, meist auf Sport und Ernährung hin. Aber hat ein gesunder Lebensstil nicht Auswirkungen auf jegliche Aspekte der körperlichen und seelischen Gesundheit? Natürlich profitiert der Körper von ausreichend Sport, einer ausgewogenen Ernährung, Nikotinverzicht und geringem Alkoholkonsum – aber eben in vielerlei Hinsicht. In meinem Lebensstil konnte ich den Grund für meine Erkrankung nicht finden. Ich habe sicherlich nicht asketisch gelebt, aber dennoch müssten nach dieser Definition der Risikofaktoren zahlreiche andere Menschen, auf die die Risikofaktoren stärker zutreffen, weit vor mir in der Reihe stehen.

Ich verstehe die Studien zu Sport als Prävention bei Brustkrebs, die Länder-Statistiken beim Thema Ernährung, und ich fand es auch sehr spannend zu lesen, welches Lebensmittel beziehungsweise welche Nährstoffe in welchem Gemüse, welcher Frucht bei welcher Krebsart besonders vorbeugend wirken sollen. Aber all das verunsichert auch: eben dann, wenn man gesund gelebt hat und nicht versteht, warum der Krebs trotzdem gekommen ist. Weil man plötzlich nicht mehr weiß, was man essen soll. Ob jedes Nutella-Brot, jedes Glas Wein, jedes Stück Steak gleichbedeutend ist mit: Du ernährst deinen Krebs! Oder: Du züchtest ein Rezidiv (Rückfall bzw. Wiederauftreten der Erkrankung) heran! Diese Gedanken hat bei mir vor allem die ketogene Diät ausgelöst, bei der, pauschal gesagt, ja sogar Obst kaum gegessen werden soll.

„In den meisten Fällen lässt sich die Ursache für die Brustkrebserkrankung nicht feststellen." – ist eine Aussage aus einem
Patientenratgeber, die damals Balsam für meine angegriffene und
vor allem verunsicherte Seele war.

Denn bis heute konnte mir kein Arzt auch nur ansatzweise sagen: *„Ihr Krebs
wurde durch XYZ verursacht. Ändern Sie das, achten Sie darauf, dann wird
es auch zu keinem Rezidiv kommen."* Eigentlich wäre es ein Traum, wenn
genau diese Aussage möglich wäre! (Ich erinnere an meinen Kommentar
weiter vorne zur Ursachenforschung.)

Außerdem glaube ich nicht, dass es großen Sinn macht, nach Gründen zu
suchen – selbst, wenn es klare Zusammenhänge gäbe. Welchen Sinn hat
es, sich in einer sowieso schon schwierigen Situation noch Vorwürfe zu
machen? Blockieren sie einen nicht eher? Einmal erkrankt, können wir an
unserer Situation nichts mehr ändern, nichts mehr rückgängig machen.
Uns bleibt nur, die Situation zu akzeptieren und die Herausforderung anzunehmen. Alles in Kopf, Körper und Seele auf Kampfmodus einzustellen.
Dann, so glaube ich, haben wir die besten Chancen, wieder gesund zu
werden. Und sollte die Krankheit irgendwelche Zusammenhänge mit unserem Lebensstil gehabt haben, ich denke da beispielsweise an den Klassiker
„Lunge & Rauchen", dann können wir nur versuchen, es ab sofort besser
zu machen – oder es eben auch einfach weiterhin zu genießen. Jeder, wie
er mag.

―――――――――――――――― GUT ZU WISSEN ――――――――――――――――

Beim Thema Ernährung fällt es mir schwer, am Ende dieses Kapitels einen oder
mehrere Internetlinks als Tipps aufzuführen. Durch den Austausch mit anderen Betroffenen erscheint mir der Umgang sehr individuell geprägt, wie eigentlich ja aber
auch unter nicht akut erkrankten Menschen – ob Veganer, Vegetarier, Fleischesser
oder Flexitarier, Low Carb oder ketogene Ernährung und was es nicht sonst noch
alles gibt. Daher überlasse ich jedem selbst, was er über Ernährung bei oder nach
Krebs recherchieren und lesen möchte.

Nach einer extremen Phase während der Chemotherapie, in der ich voller Ängste schon fast panisch auf minimalen Zuckerkonsum geachtet habe, bin ich wieder zu einer gesunden ausgewogenen Ernährung zurückgegangen, bei der Genießen erlaubt ist. Stichwort „in Maßen" war und ist für mich dabei der zentrale Ansatz.

DER BLICK NACH VORN

Ganz so einfach, wie es hier aufgeschrieben vielleicht klingen mag, war mein Gedankenkarussell nicht immer beendet. Es handelte sich ja auch nicht um eine Situation oder beispielsweise einen Moment, in dem ich alles durchdacht habe. Speziell das Thema Ernährung beschäftigt und belastet mich persönlich zum Beispiel noch heute immer mal wieder. Es war und ist daher stets ein Prozess. Ein Prozess, der bei manchen Sachen andauert. Der gerade durch äußere Einflüsse immer mal wieder neu in Gang gesetzt wird.

Wichtig ist, was ich gelernt beziehungsweise für mich herausgefiltert habe, und dass ich in keinem Gedankenkarussell stecken geblieben bin. Dass ich den Blick immer wieder nach vorne gerichtet habe. Geholfen hat mir, dass ich meinen Kampf aus einem positiven Blickwinkel heraus beginnen konnte: Meine Erkrankung war heilbar.

HILFREICHE LINKS

Alles über Brustkrebs allgemein

→ Patientenratgeber der Arbeitsgemeinschaft Gynäkologische
  Onkologie e.V.: Diesen Ratgeber hatte ich als haptisches
  Büchlein im Krankenhaus nach der Operation gefunden. Alles,
  was ich mir an Wissen angeeignet hatte, fasst dieser Ratgeber
  sachlich, übersichtlich und verständlich zusammen. Für mich –
  wenn auch spät entdeckt – die beste Informationsquelle.
  Online ist der Ratgeber nur in der Version aus 2019 verfügbar:
  **www.ago-online.de/fileadmin/ago-online/downloads/
  AGO_Brustkrebs_2019.pdf**

→ Webseite des Deutschen Krebsforschungszentrums:
  www.krebsinformationsdienst.de

→ Webseite der Deutschen Krebsgesellschaft:
  www.krebsgesellschaft.de

(Brust-)krebsfrüherkennung

→ Infos zu allen Krebsfrüherkennungsmethoden für gesetzlich
  Versicherte bietet normalerweise die jeweilige Krankenversicherung. Dort wird auch aufgeführt, ab welchem Alter welche
  Untersuchungen in welchem Intervall empfohlen werden und
  inwiefern sie in den Leistungen der Versicherung enthalten sind.
  Einen allgemeinen Überblick bietet die Verbraucherzentrale:
  **www.verbraucherzentrale.de/wissen/gesundheitpflege/
  krankenversicherung/frueherkennung-diese-
  vorsorgeuntersuchungen-stehen-ihnen-zu-10429**

→ Anleitungen und Videos zur Selbstuntersuchung der Brust
gibt es online viele zu finden und auch die Frauenärzte und
Krankenversicherungen haben Broschüren. Auf Social Media,
speziell Instagram, findet man bei vielen Krebs-Bloggerinnen
und Initiativen Hilfestellungen und Videos. Die Organisation
Pink Ribbon Deutschland hat eine kostenlose breastcare-App
entwickelt, die an das monatliche Abtasten erinnert und weitere
Hilfestellungen gibt (**www.breastcare.app**). Hier sollte jeder
selbst schauen, was das Passende ist.

Mammografie-Screening-Programm

→ Das Mammografie-Screening ist ein Programm zur Früherkennung von Brustkrebs speziell bei Frauen zwischen 50 und
69 Jahren. Eine Mammografie kann sehr kleine, nicht tastbare
Tumoren in einem frühen Stadium sichtbar machen.
www.mammo-programm.de

Zertifizierte Brustzentren

→ Die Diagnose und Behandlung einer Brustkrebserkrankung wird
durch ein zertifiziertes Brustzentrum (Fachbereich Senologie)
durchgeführt und gesteuert. Ein solches Brustzentrum ist spezialisiert auf die Diagnostik und Therapie aller Erkrankungen der
weiblichen Brust (teilweise auch der männlichen Brust). Es kann
sich bei einem Brustzentrum um eine Abteilung eines Krankenhauses oder ein Netzwerk aus Abteilungen unterschiedlicher
Krankenhäuser, Radiologiezentren und niedergelassenen Ärzten
handeln, die verschiedene Fachgebiete abdecken (z.B. Gynä-
kologie, Onkologie, Hämatoonkologie, Radiologie, Pathologie,

Psychoonkologie...). Anerkannte Brustzentren sind durch die Deutsche Krebsgesellschaft und die Deutsche Gesellschaft für Senologie zertifiziert. Übersicht über zertifizierte Brustzentren: **www.senologie.org/brustzentren**

Chemotherapie

→ Die Deutsche Krebsgesellschaft gibt zu der Frage, bei welchen Krebspatienten eine Chemotherapie in Frage kommt, einen guten ersten Überblick: **www.krebsgesellschaft.de/onko-internetportal/basis-informationen-krebs/krebsarten/brustkrebs/therapie/chemotherapie.html**

Sport bei Brustkrebs

Mir hat Bewegung sehr geholfen und Yoga war bei mir phasenweise ein „Wundermittel" gegen die Schmerzen in den Gelenken. Aber es gilt wie immer, dass jeder seine Möglichkeiten und sein Maß finden muss – vor, während sowie nach einer Brustkrebstherapie.

→ Eine Studie des Deutschen Krebsforschungszentrums: **www.dkfz.de/de/presse/pressemitteilungen/2019/dkfz-pm-19-52-Sport-nach-der-Diagnose-verbessert-Brustkrebs-Ueberleben.php**

→ Übersicht zu Sport bei Krebs der Deutschen Krebsgesellschaft: **www.krebsgesellschaft.de/onko-internetportal/basis-informationen-krebs/basis-informationen-krebs-allgemeine-informationen/sport-bei-krebs-so-wichtig-wie-.html**

Impfstoff-Forschung bei Brustkrebs

→ Interview mit Studienleiter Vincent Tuohy und G. Thomas Budd
vom Lerner Research Institute in Cleveland (Englisch):
**www.lerner.ccf.org/news/details/?Researchers+Open+
Clinical+Trial+for+Triple-Negative+Breast+Cancer+Vaccine
&84d7f977cfef00657df60ce0bf4d30b1389b5d90&6477fd22fde
1fd09ddfdc73b96542ff09b416147**

→ Artikel zu dem Thema auf stern.de:
**www.stern.de/gesundheit/usa—forscher-starten-erste-
humanstudie-zu-brustkrebs-impfstoff-30877006.html**

Psychologie/Resilienz

→ Ich bin durch eine Freundin auf den Podcast „Betreutes Fühlen"
von Dr. Leon Windscheid und Atze Schröder gestoßen. Sie reden
in sehr verständlicher Art und Weise über Themen aus der Psy-
chologie und nutzen alltagsnahe Beispiele. Ich bin damals aus
persönlichem Interesse mit den Folgen zu Resilienz und Depression eingestiegen: **https://betreutesfuehlen.podigee.io**

COVID-19 (Coronavirus SARS-CoV-2)

→ Wer noch einmal Details zu COVID-19 nachlesen möchte,
findet beim Robert Koch-Institut (RKI) und der World Health
Organization (WHO) alle wichtigen Informationen:
**www.rki.de/DE/Content/InfAZ/N/Neuartiges_Coronavirus/
nCoV.html**
www.who.int/health-topics/coronavirus#tab=tab_3

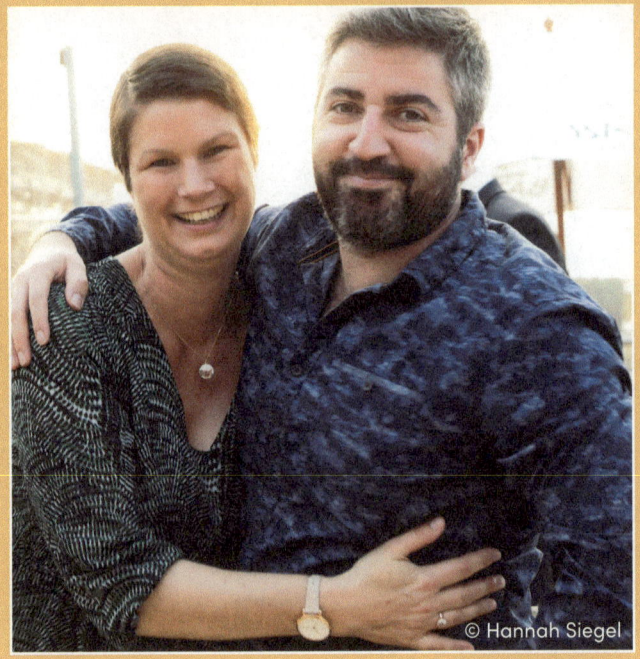
© Hannah Siegel

@katipepa78 Mich hat die Krebsdiagnose Anfang Juli erwischt und zuerst dachte ich bezüglich Corona: *„Naja, Abstand halten und ein eingeschränktes Sozialleben sind ja jetzt gelernt. Man hat sich dran gewöhnt."* Aber: Die menschliche Nähe fehlt in schwierigen Situationen umso mehr und ohne Ängste in eine Bahn zu steigen, zu Familie und Freunden zu gehen oder mal ins Café – das fehlt einfach.

Text: Instagram, 22. September 2020

KAPITEL ZWEI

VORBEREITUNG AUF DEN WETTKAMPF
REIN IN EINE ANDERE WELT

Nun hatte ich sie, die Herausforderung meines Lebens. Nicht, dass ich auf sie gewartet hätte. Und wenn doch, hatte ich sie mir ganz sicher anders vorgestellt. Aber was blieb mir anderes übrig, als die Challenge anzunehmen und mich meinem Herausforderer zu stellen? Nichts. Zum Glück sollte ich meinen Krebs bald ziemlich gut kennenlernen, um ihn an seinen Schwachpunkten gezielt angreifen zu können. Denn auf die Diagnose folgte eine Woche mit Zusatzuntersuchungen, dem sogenannten Staging. Dabei werden das Krankheitsstadium und Ausmaß des Tumors im Detail festgestellt sowie anschließend die Behandlung definiert.

Ich fühlte mich in der Untersuchungswoche wie in einem Vakuum. Meine Welt bestand nur aus Terminen. Und dem einzigen Ziel, bloß keinen davon zu verpassen, mich nicht zu verspäten, nicht schuld daran zu sein, dass sich die nächsten Schritte verzögerten. An andere Gedanken oder Gefühle kann ich mich kaum erinnern. Auch nicht daran, was ich beziehungsweise wir den Rest der Zeit gemacht haben. Ignacio war aufgrund der Pandemie seit Mitte März 2020 komplett in Kurzarbeit und somit eigentlich durchgehend an meiner Seite. Auch für ihn war die Situation neu, aber er besitzt eine sehr besonnene Art, mit der er mich immer wieder aus meiner Überorganisation herausholte.

Auch das 20ste Mal hat Ignacio in aller Ruhe mit mir verglichen, ob ich die Termine und Orte von dem Zettel der Ärztin richtig in den Kalender übertragen hatte. Er hat mit mir geschaut, wie ich am besten zu den Adressen komme, sie waren über die Stadt verteilt, da für jede Untersuchung der frühestmögliche Termin genommen worden war. Hat mich darin bestärkt, dass ich alles gut und richtig mache. Wenn ich mich in die Situation zurückversetze, fühlt sich mein Verhalten völlig übertrieben an. Ich war doch ein außerordentlich organisierter und strukturierter Mensch, Sternzeichen Jungfrau eben. Aber ich wollte einfach keine Schuld für irgendetwas in Zusammenhang mit meiner Krebserkrankung auf mich laden. Ich befand mich in einem Ausnahmezustand.

Darüber hinaus befand sich die gesamte Welt durch die Corona-Pandemie in einem Ausnahmezustand. Auch wenn es sich in den Sommermonaten 2020 in Hinblick auf die Infektionszahlen durch COVID-19 etwas beruhigt hatte, war es für mich nicht mehr möglich, „einfach" mit den öffentlichen Verkehrsmitteln zu einem Termin zu fahren. Normalerweise bin ich überzeugte Nutzerin von Bus und Bahn. Der Umwelt zuliebe und da Parkplätze in der Großstadt bekannterweise Mangelware sind. Mit Beginn meiner Krebstherapie gehörte ich jedoch zu einer Risikogruppe und die Gefahr einer Ansteckung mit COVID-19 im öffentlichen Nahverkehr empfand ich als zu hoch. Auch einem Taxifahrer zu vertrauen, dass er sich in seinem Alltag ordentlich schützt, fiel mir überaus schwer. Selbst Freunde und Familie zu fragen war im Grunde zum Risiko geworden, je nachdem, wie viel Kontakt sie mit anderen Menschen durch Job und/oder Kinder hatten. (Mein Mann fiel als Chauffeur leider aus, da er kein Auto fährt.) Zu den normalen Ängsten bei einer Krebserkrankung kamen die Sorgen einer Corona-Infektion hinzu.

In den Arztpraxen und Krankenhäusern war ich gezwungen, mich der Gefahr einer Ansteckung auszusetzen. Dort kam hinzu, dass ich aufgrund der Kontaktbeschränkungen fast alle Termine alleine durchlaufen musste, was belastend und einfach nicht schön ist. Da Ignacio wegen der Pandemie nicht arbeiten konnte, hat er mich zwar meist hingebracht, draußen gewartet oder ist wiedergekommen und hat mich abgeholt – drinnen war ich mit meinen Gedanken jedoch alleine. Bei reinen Untersuchungsterminen empfand ich das nicht so schlimm. Bei den Ergebnis- und Aufklärungsgesprächen hätte ich mir seelischen Beistand und vor allem zwei weitere Ohren gewünscht.

Was mir von Beginn an das Herz gebrochen hat: Freunde mit Kindergarten- oder Schulkindern wurden plötzlich zur No-go-Area. Eine Sechsjährige zu stoppen, wenn sie vor Freude auf mich zugerannt kam – es gibt nichts Traurigeres. Warum es so war, fragt ihr euch? Die Kinder gingen während der Pandemie phasenweise in Kindergarten und Schule, wodurch sich das Übertragungsrisiko des Virus erhöhte. Für mich mit geschwächtem Immunsystem durch Kortison und Chemotherapie ein nicht einschätzbares Risiko. Dabei hätte ich die liebevollen Gesten und Umarmungen so nötig gehabt, auch von meiner Familie und meinen Freunden. Wie beruhigend sind Umarmungen, die einen festhalten und spüren lassen: *„Alles wird gut. Ich bin an deiner Seite."* Wie gerne hätte ich mich für all die Zuneigung, Unterstützung und Glücksbringer mit einem Küsschen auf die Wange bedankt. Wie traurig fühlte es sich an, Besuche aus Angst vor Ansteckung mit COVID-19 abzulehnen, obwohl man sie gerade nötiger hatte als jemals zuvor in seinem Leben. Es waren so viele liebe Menschen, die mich gerne mehr unterstützt hätten als nur durch das Telefon oder einen Video-Anruf. Mein Mann musste viel, viel auffangen und hat sein Bestes gegeben, doch alle und alles zu ersetzen war unmöglich.

Dankbar war ich wiederum, dass mein Umfeld meine Situation als Risikopatientin verstanden und akzeptiert hatte. Dass sich keiner bei einer Absage von einer Verabredung verletzt oder zurückgesetzt fühlte. Ich muss sogar zugeben, dass meine Familie und Freunde manchmal umsichtiger und vorsichtiger waren als ich selbst. Meine Disziplin scheiterte zwischenzeitlich einfach daran, keine Angst und Bedenken mehr haben zu wollen, an dem Trotz, mich nicht isolieren zu wollen, an der Sehnsucht nach Nähe und ein klein wenig Normalität.

In den Sommer- und Herbstmonaten, die Zeit von August bis Oktober, machte das Wetter zum Glück viele unbeschwerte Spaziergänge und Treffen auf unserer Terrasse möglich. Die Wintermonate und die zweite Therapieeinheit ab Januar 2021 wurden demgegenüber beschwerlicher.

Dass es bei den Untersuchungen nach der Diagnose unter anderem um die Feststellung von Fernmetastasen ging, habe ich erst gecheckt, als meine Ärztin nach dem CT (Computertomografie) von Brustkorb, Lunge sowie Bauch anrief und mir voller Freude (sicher auch Erleichterung) mitteilte, dass alles unauffällig sei, es gäbe keine Anzeichen von Metastasen. Trotz positiver Nachricht verlor ich die Bodenhaftung. Mir wurde bewusst, welch schwerwiegenderes Ausmaß meine Erkrankung hätte haben können. Wie Nicht-weiter-Nachdenken einen emotional schützen kann! Denn selbstverständlich wusste ich, wozu solche Untersuchungen dienten. Aber damals war mein Modus: machen, nicht denken. Ignacio ging es im Grunde genauso. Wir beide fingen an, uns mehr Sorgen zu machen, nachdem die Realität durch den Anruf meiner Ärztin in unser beider Bewusstsein gedrungen war. Beim Skelettszintigramm, mit dem überprüft wird, ob sich Metastasen in den Knochen befinden, warteten wir beide ziemlich angespannt und ängstlich auf das Ergebnis – und in diesem Fall leider das gesamte Wochenende lang. Montag gab es zum Glück positive Nachrichten: Der Krebs hatte nicht gestreut.

Wenn ich darüber nachdenke, ob ich in den ersten Tagen und Wochen – vielleicht etwa bis zum Start der Chemotherapie – von Verdrängung sprechen kann, bin ich unsicher. Dann kommt mir aber wieder in den Kopf, dass ich beispielsweise sechs Tage nach meiner Diagnose noch zum Friseur gegangen bin. Auf Strähnchen wollte ich wegen der schädlichen Inhaltsstoffe verzichten, aber absagen kam mir nicht in den Sinn. Erst als mein Friseur mich vorsichtig fragte, ob sich ein neuer Haarschnitt denn noch lohne, kam ich ins Grübeln. Hatte ich unbewusst die Hoffnung, dass gerade an mir der Kelch des Haarausfalls komplett vorbeigehen würde? Na ja, irrationales Verhalten in Extremsituationen ist wahrscheinlich keine Seltenheit. Oder ich wollte die Erkrankung vielleicht auch einfach noch nicht wahrhaben und akzeptieren?

Die Ergebnisse des Stagings erhielt ich noch innerhalb der Untersuchungswoche. Zusammengefasst für Laien lauteten sie: keine Metastasen im Körper, ein Befall der Lymphknoten war nicht beurteilbar und würde erst nach der Operation bei der Gewebeuntersuchung festzustellen sein, das Ausmaß des Tumors umfasste ein Areal von 9 x 8 x 4 Zentimetern und hatte bereits die Brustwarze von innen erreicht. Aufatmen in Hinblick auf mögliche Metastasen. Bedenken in Hinblick auf die Lymphknoten und die Größe des Tumors. Auf Gewissheit bei Ersterem musste ich bis zur Operation warten, Letzteres ließ sich nicht mehr ändern. Also weiter im Text, denn Zeit zum Luftholen blieb nicht: Die Tumorkonferenz, in der Experten verschiedener Fachrichtungen alle Untersuchungsergebnisse besprechen, hatte ebenfalls bereits stattgefunden und meine Therapieempfehlung war fixiert.

Ohne die Dinge wirklich realisieren zu können, folgte in derselben Woche daher noch die Aufklärung über meine Chemo- und Antikörpertherapie. Damit einher ging die Information über eine ambulante Implantation eines sogenannten Portkatheters, ein unter der Haut liegender, dauerhafter Zugang zum Blutkreislauf, über den die Chemotherapie verabreicht wird. Ich hatte von alledem noch nie in dieser Ausführlichkeit gehört, wodurch meine Aufnahmefähigkeit an ihre Grenzen geriet.

──────────── GUT ZU WISSEN ────────────

Aufgrund der Situation, dass ich das Aufklärungsgespräch über die Chemo- und Antikörpertherapie in der onkologischen Tagesklinik alleine bestreiten musste, hatte ich Block und Stift dabei. Ich fragte den Professor direkt zu Beginn, ob er ein Problem damit hätte, wenn ich versuchen würde, einzelne Informationen mitzuschreiben. Er hatte kein Problem damit. Ich hatte das zuvor noch nie gemacht und es kam mir auch etwas komisch vor, aber es war in dieser Situation genau richtig und absolut hilfreich. Nur durch meine Notizen habe ich im Nachgang Zusammenhänge noch einmal nachrecherchieren und besser verstehen können.

Seitdem gehe ich zu keinem Arztgespräch mehr ohne Notizheft. Sind es Folgetermine, wie beispielsweise in der onkologischen Tagesklinik während der Chemotherapie, bin ich vorbereitet und habe mir alle Fragen, die zwischen den Therapieblöcken aufgekommen sind, aufgeschrieben. Mir ist es nicht mehr unangenehm, irgendwo mit

---

Mir erschienen die Tage und Wochen damals äußerst unrealistisch. Kennt ihr das? Wenn ihr das Gefühl habt, ihr beobachtet euch von außen beziehungsweise von oben bei dem, was ihr gerade tut? Mir erging es besonders bei der Implantation des Portkatheters so: Nur zweieinhalb Wochen nach meiner Krebsdiagnose war er bereits in meine linke Schultergrube eingezogen, zwei Tage darauf sollte die Chemo- und Antikörpertherapie starten. Wo war die Zeit geblieben? Wo war mein altes Leben geblieben? Wachte ich irgendwann wieder auf und alles war nur ein böser Traum?

Es war leider kein Albtraum und doch war es wiederum einer. Aber leider keiner, aus dem ich geweckt werden konnte. Ich fühlte mich wie in einem Sog, einem Strudel. Ich hatte das Gefühl, dass „mit mir gemacht wurde" und ich nichts steuern konnte. Das Ruder hatten die Ärzte übernommen.

Ich fragte mich, ob das alles richtig war? Ob das unbedingt alles sein musste? Gab es keine anderen Optionen? Daher drückte ich immer mal wieder auf „Stop" und versuchte, mich und all die Informationen zu sortieren. Ich wollte verstehen, was da gerade mit mir geschah. Ich wollte wissen, was meinen Körper erwartete. Ich wollte die Kontrolle zurück – oder zumindest einen Teil der Kontrolle – über mich, meinen Körper, meine Behandlung, mein Leben.

Als ich meine Diagnose in Form eines Arztbriefes erhalten und erste Eckdaten zu der geplanten Chemo- und Antikörpertherapie mitgeschrieben hatte, recherchierte ich auf seriösen Internetseiten nach zusätzlichen Informationen. Mir kam mein Vorwissen zugute, wo ich suchen und welchen Internetseiten ich vertrauen konnte, denn ich hatte mehrere Jahre in einer PR-Agentur für Pharmakommunikation gearbeitet. Dadurch wusste ich auch Studien und Studienergebnisse einigermaßen zu lesen und einzuordnen.

Ich habe mich dabei explizit darauf konzentriert, fachliche Informationen zu den Abkürzungen und Begrifflichkeiten zu finden, die ich nicht kannte, um mich nicht in der Auflistung von Nebenwirkungen und Erfahrungsberichten zu verlieren. Mir hat es geholfen, zu verstehen, welche „Charakteristika" oder „DNA" mein Krebs beispielsweise im Vergleich zu dem meiner Mutter hatte. Ich konnte nachvollziehen, warum ich eine Chemotherapie kombiniert mit Antikörpern erhalten sollte und warum genau diese. Ich verstand, warum die Behandlung neoadjuvant, also vor der Brustoperation erfolgte, und nicht erst im Anschluss – so, wie ich es bisher kannte. Ich hatte das Gefühl, dass ich eine gut erforschte Brustkrebsvariante hatte, bei der die Studienlage ein eindeutiges Therapieschema vorgab.

Das, was die Ärzte mir an Behandlung vorschlugen, schien der beste Weg zu sein. Es fühlte sich gut und richtig an, so dass ich mich irgendwann in gewisser Weise „fallen lassen konnte". Je mehr ich verstand und nachvollziehen konnte, umso mehr hatte ich das Gefühl, zumindest einen Teil der Kontrolle zurückzugewinnen. Ich konnte akzeptieren, was alles mit mir und meinem Körper geschehen sollte.

Und ich war froh. Froh darüber, dass ich nicht das Gefühl hatte, zwischen verschiedenen Optionen wählen oder mir aufgrund von Zweifeln weitere Meinungen einholen zu müssen. Das erleichterte und beschleunigte meinen Weg bis zum Behandlungsbeginn ungemein.

GUT ZU WISSEN

Bei einer Früherkennung ist Brustkrebs nicht unbedingt eine Diagnose, bei der sofort gehandelt werden muss. Oft hat man etwas Zeit, sich über die Behandlung und mögliche Alternativen ausführlich beraten zu lassen, eventuell eine Zweitmeinung einzuholen. Das sollte man auch tun, wenn man das Bedürfnis danach hat oder sich in seinem Brustzentrum nicht gut aufgehoben fühlt. Jeder hat das Recht dazu. In solchen Fällen unterstützt die jeweilige Krankenversicherung, um beispielsweise zeitnahe Termine bei anderen Fachärzten oder Brustzentren zu bekommen.

Meine Psychoonkologin brachte mich in einem unserer Gespräche darauf, dass mein Wunsch nach „informiert sein" und „verstehen" das Verlangen nach Kontrolle wäre. Denn ich berichtete ihr von Frauen, die ich während der Chemotherapie getroffen hatte, die nicht wussten und nicht wissen wollten, was genau ihren Krebs ausmachte oder welche Medikamente über den Infusionsschlauch in ihren Körper liefen. Damals wusste ich oft im ersten Moment nicht, wie ich darauf reagieren sollte. Durch unser Gespräch verstand ich, dass Wissen nicht für jeden Macht bedeutete, sondern manchen eher Angst einflößte. Einmal mehr wurde mir klar, wie individuell Menschen mit Erkrankungen umgehen. Es gibt keinen Königsweg, jeder sucht sich seinen eigenen.

Vielleicht erklärt dieser Wesenszug von mir dann jedoch auch meine Coolness bei der ambulanten Implantation des Portkatheters. Ich hatte einige unschöne Geschichten dazu gehört, wusste aber trotzdem nicht so richtig, was mich erwartete. Bis ich im OP-Saal lag, war alles aufregend und ich total nervös. Dann fing die Chirurgin mit dem ersten Schnitt an – und erklärte parallel einer anderen Ärztin im Praktikum alles Mögliche rund um die OP: was gerade gut lief, warum sie das so machte, wie andere das machen würden, wie sie nähte und warum... Einige schreien jetzt sicher vor Entsetzen auf, aber ich bin – Hand aufs Herz – locker geblieben. Im ersten Moment dachte ich zwar: *„What the f...?"* Im zweiten Moment fand ich es aber ausgesprochen interessant. Ich hatte Glück, dass alles rund lief und es keine Komplikationen gab – aber ich hoffe, dass die Ärztin bei Komplikationen ihren Lehrauftrag abgebrochen hätte. Da man seinen Puls über die Geräte hört, konnte ich auch daran festmachen, dass mich die medizinischen Erläuterungen anscheinend nicht aus der Ruhe brachten.

Mit meinem seitdem ständigen Begleiter in der linken Schultergrube hatte ich über den gesamten Zeitraum viel Glück. Wir mussten uns zwar einige Wochen lang erst aneinander gewöhnen, aber irgendwann war es überwiegend so, dass ich ihn gar nicht mehr spürte. Und innerhalb von fast anderthalb Jahren Therapie (vor und nach der Operation) hat er mir nur wenige Male bei einer Blutabnahme den Dienst verweigert. Trotzdem war es mir nach Abschluss der Infusionen, für die der Port eingesetzt wurde, wichtig, ihn wieder explantieren zu lassen. Es bedeutet für mich einen weiteren Schritt dahingehend, die Krebserkrankung überstanden zu haben. Ein Baustein, um mit der Akutsituation der Erkrankung abzuschließen. Ich habe das erste Kontroll-MRT, das glücklicherweise keine Auffälligkeiten zeigte, abgewartet, so dass der Portkatheter nach rund einem Jahr und neun Monaten ambulant wieder herausoperiert wurde. Ich glaube, die Operation hat keine 20 Minuten gedauert und sie verlief reibungslos.

CHEMO IM ANMARSCH

Wie bereitet man sich auf eine Chemotherapie vor? In nur drei Wochen? Neben tausend anderen Terminen? Wollte ich mich überhaupt vorbereiten? War das erforderlich? Die Organisations- und Struktur-Queen in mir schrie: ja! Aber wie? Tja, auch hier gilt: Jeder macht's auf seine Art – hier ein paar Einblicke in meine...

Schicksalsschwestern? – Mich mit Betroffenen austauschen? Sie nach ihren Erfahrungen fragen? Nein, das wollte ich zu diesem Zeitpunkt nicht. Ich wollte keine Horrorgeschichten hören. Ich wollte nicht hören, was bei der einen gut und bei der anderen schlecht gelaufen war. Ich kannte grob den schlimmen und tödlichen Krankheitsverlauf bei meiner Cousine, hatte den schnellen Krebstod der besten Freundin meiner Mutter miterlebt, wusste, dass eine ihrer anderen Freundinnen vor vielen Jahren ihre Chemotherapie aufgrund der vielen Nebenwirkungen abgebrochen hatte. Ich hatte Krebs-Blogger auf Instagram oder entsprechende Blogs gestreift und wusste, dass das nicht gut für mich ist. Ich hatte Angst vor schlimmen Schicksalen oder zu viel negativen Erfahrungen. Alles in mir sträubte sich dagegen, mir im Vorfeld der Chemotherapie von anderen erzählen zu lassen, wie es bei ihnen verlaufen war. Ich hatte einfach Angst davor, beziehungsweise ging zweifelsfrei davon aus, dass sich mein Bild der sich übergebenden und schlapp im Bett liegenden Chemopatientin bestätigen würde – zu diesem Zeitpunkt wusste ich es nicht besser.

Ich hatte mir darüber hinaus Selbsthilfegruppen angeschaut, aber auch das schien mir nicht das Richtige. Aufgrund der Corona-Pandemie hatte sich diese Option dann sowieso schnell von selbst erledigt. Mit einer Ex-Kollegin, die vor einigen Jahren selbst an Brustkrebs erkrankt war, habe ich erst telefoniert, als ich bereits mehrere Zyklen meiner Chemotherapie erhalten hatte. Ich wusste, dass sie nicht übertreiben würde, aber irgendetwas in mir schrie, dass ich meine eigenen Erfahrungen machen sollte. Unvoreingenommen. In diesem Fall schien mir, dass Wissen nicht mit Macht oder Kontrolle gleichzusetzen ist. Hier hatte sogar ich das Gefühl, dass mir Wissen eher schaden und Angst einjagen würde. Ich verstand plötzlich die (zuvor geschilderte) Reaktion anderer besser, die sich nicht mit ihrer Erkrankung und Therapie auseinandersetzen wollten.

Heute weiß ich, dass es genug Frauen gibt, die ihre Chemo- und Antikörpertherapie gut vertragen, deren Operationen positiv verlaufen und die mit ihren weiterführenden Behandlungen gut zurechtkommen. Sie könnten von ihren Erfahrungen erzählen, würden jedoch keine Ängste schüren. Sie könnten vor allem betonen, wie individuell jede Brustkrebserkrankung, die Behandlung und der Verlauf sind.

───────────────── **GUT ZU WISSEN** ─────────────────

Die Informationen im Internet sind mit Vorsicht zu genießen. Man sollte darauf achten, auf seriösen Seiten zu recherchieren (siehe die Empfehlungen im ersten Kapitel). Alternativ: Schreibt eure Fragen auf und löchert eure Ärzte oder wendet euch an Anlaufstellen wie Selbsthilfegruppen. Auch die Krankenversicherungen können unterstützen. Meine Krankenkasse bietet beispielsweise einen speziellen Service für Krebspatienten an, an den ich mich mehrfach mit Fragen gewandt hatte und unheimlich nett betreut wurde.

In Hinblick auf Erfahrungsberichte und Informationen sind die gängigen Frage-Antwort-Portale aus meiner Sicht ein „No Go". Das ist bei mir in der zweiten Therapiehälfte einmal ziemlich schiefgelaufen und hat mich einiges an Nerven gekostet.

Instagram sehe ich heute differenzierter. Ich habe das Gefühl, dass sich dort aufgrund fehlender Selbsthilfe-Angebote vor Ort und der Isolation durch die Corona-Pandemie vermehrt Betroffene tummeln, die sich sonst vielleicht nie registriert hätten. Mir sind nach und nach immer mehr Frauen aufgefallen, die ihre Brustkrebsbehandlung ähnlich gut vertrugen und viele positive Botschaften absetzten. Hier hat sich die Selbsthilfe ins Digitale verlagert und es mangelt dort nicht an Mutmacherinnen, positivem Austausch und gegenseitiger Unterstützung.

Manchmal gehört in Situationen, in denen man sich festgefahren hat, auch einfach ein bisschen Glück dazu und das hatte ich kurz vor dem Start meiner Chemo. Meine Vorgesetzte, mit der ich bereits viele Jahre zusammenarbeitete und wir somit auch eine persönliche Ebene haben, nahm viel Anteil an meinem Schicksal. Sie hat eine Freundin, die Krankenschwester in einer onkologischen Tagesklinik einer anderen Stadt ist. Ob ich mit ihr mal telefonieren wolle? Sicher war ich mir nicht. Ich dachte aber letztendlich, dass das Gespräch mit einer Fachkraft etwas anderes wäre als mit Betroffenen und mir helfen könnte. Bis dahin wusste ich zum Ablauf einer Chemotherapie nämlich im Grunde „nada – nichts" und war zugegebenermaßen ziemlich nervös.

Das Gespräch mit der Krankenschwester war Gold wert, denn sie erzählte objektiv, wie gut viele Frauen ihre Behandlung vertrugen und dass Übelkeit und Erbrechen nicht mehr zur Tagesordnung gehörten. Sie gab mir Tipps, welche Dinge ich vorbeugend zu Hause zur Hand haben könnte, falls gewisse Beschwerden auftreten sollten, beispielsweise Ingwer gegen Übelkeit, Nasenöl für trockene Schleimhäute oder gefrorene Ananasstücke bei Entzündungen des Zahnfleisches. Sie betonte dabei immer wieder, dass diese Probleme jedoch nicht zwingend auftreten müssten. Darüber hinaus berichtete sie über die Abläufe und zählte auf, was ich auf jeden Fall mitnehmen sollte zu meiner Therapie – denn viele Patienten „richten sich fast häuslich ein", da manche Chemos mehrere Stunden dauern. Durch die sachlichen Informationen und Beschreibungen hatte ich nicht mehr das Gefühl, „blind ins offene Messer zu rennen". Ich hatte eine grobe Vorstellung von den Abläufen und hoffte, dass sie mich in puncto Verträglichkeit nicht einfach nur schonen wollte.

Gut gemeinte Ratschläge. – Ratschläge sind nicht immer hilfreich. Auch wenn sie gut gemeint sind, kann es sein, dass das Gegenüber sie nicht hören möchte oder dass sie verunsichern. Und das meine ich nicht böse. Ich weiß, dass alles, was meine Familie und Freunde für mich getan haben, mit viel Liebe und kombiniert mit bestem Wissen und Gewissen geschehen ist. Es war eine unfassbar tolle Unterstützung und viele Tipps haben mir sehr geholfen. Aber: Es war manchmal zu geballte Fürsorge. Es war nicht nur eine Person, die mir helfen wollte, es waren ganz viele. Und alle zum gleichen Zeitpunkt – zu Beginn meiner Therapie. Zu einem Zeitpunkt, an dem ich selbst noch nicht verstanden hatte, was mir gerade widerfuhr. In einer Phase, in der ich selbst noch gar nicht wissen oder einschätzen konnte, was mir helfen und guttun würde.

Ich musste im Eilverfahren lernen, mich nicht unter Druck setzen zu lassen. Denn schnell hatte ich das Gefühl, aus Dankbarkeit Tipps annehmen und umsetzen zu müssen. Es fühlte sich fast übergriffig an und verunsicherte mich ungemein. Letztendlich habe ich es geschafft, mich von dem Druck freizumachen, und ich habe mir nach und nach die lieben Ratschläge und Hinweise angeschaut. Einige Dinge vor der Chemo- und Antikörpertherapie, andere währenddessen oder einfach später, wenn ich das Gefühl hatte, es sei der richtige Zeitpunkt.

Beschäftigung gesucht. – Was mache ich nur die vielen Wochen und Monate? Womit vertreibe ich mir die Zeit – vor allem im prophezeiten zweiten Lockdown im Herbst/Winter? Diese Fragen habe ich mir gestellt. Denn auf keinen Fall wollte ich 24 Stunden im Bett verharren oder einer Depression zum Opfer fallen. Aber wozu wäre ich nach einer Chemotherapie in der Lage?

Die onkologische Krankenschwester empfahl mir, meinem Alltag eine Struktur zu geben und mir verschiedene Beschäftigungen zu überlegen. Diese sollten am besten in ihrem Anspruch an Kopf und Körper variieren. Letztendlich ging es darum, die Zeit mit positiven, schönen Dingen zu füllen. Denn das trägt ungemein dazu bei, den Kopf hochzuhalten und im Herzen stark zu bleiben. Da sich während der Pandemie jedoch das Meiste in den eigenen vier Wänden abspielen musste und eigentlich alle externen Unterhaltungs- und Ablenkungsmöglichkeiten wegfielen, da sie geschlossen waren, war die Herausforderung umso größer. Ideen und Inspiration für Ablenkung habe ich daher in einem Heft gesammelt, um bei Bedarf darauf zurückgreifen zu können. (Der gut gemeinte Rat, den Alltag möglichst normal zu gestalten, war durch Corona leider obsolet geworden.)

Dinge ordnen. – Der letzte Bereich, mit dem ich mich frühzeitig beschäftigt habe, waren die zahlreichen administrativen Herausforderungen. Ich wusste nichts. Ich wusste nicht, an was man denken, was man alles beantragen musste oder konnte. Welche Ansprüche hatte ich? Wie funktionierte das mit dem Krankengeld? Gibt es Deadlines, die man einhalten musste? Daher haben mich zum einen die Recherchen auf Trab gehalten, um zu erfahren, was man in meiner Situation alles bedenken musste und welche Pflichten und Rechte man hatte. Zum anderen ging es dann um die Umsetzung.

Warum ich damit noch vor der Chemotherapie begonnen hatte? Weil es einerseits dringende Themen wie Arbeitsunfähigkeitsbescheinigungen und den Antrag auf Krankengeld gab. Andererseits hatte ich Sorge, dass ich während der Chemotherapie keine Kraft und keinen klaren Kopf für solche Dinge mehr haben würde. Es war das sogenannte Chemobrain, vor dem ich mich fürchtete. Klar würde ich von Ignacio und meiner Familie und auch Freunden jede Unterstützung erhalten, aber ich bin so gestrickt, dass ich die Dinge, soweit es geht, gerne selbst in die Hand nehme.

Ich wusste nicht alles von Anfang an bis ins Detail und habe mich erst nach und nach mit vielen Möglichkeiten und Anträgen beschäftigt. Dennoch konnte ich vieles zeitlich einordnen und wusste, wann Deadlines drängten.

Bei den wichtigen administrativen Dingen hat mich meine Krankenversicherung sehr unterstützt. Die Fachberaterin hat auf meine Fragen per E-Mail immer umgehend angerufen und mir die Dinge erklärt, der Patientenbegleitservice hat mich auf viele Unterstützungsangebote und Ansprüche hingewiesen. Das war sehr, sehr hilfreich. Hört sich schleimig an, aber ich habe meine Krankenkasse während meiner Erkrankung als Partner erlebt und nicht als Instanz, die alles hinterfragt und nicht bezahlen will. Eine Krebserkrankung mag in dieser Hinsicht aber auch eine recht eindeutige und wenig anfechtbare Situation sein. Trotzdem würde ich es wieder tun und den engen, transparenten Kontakt zu meiner Versicherung suchen.

Ein sehr spezieller Hinweis: Ich war zum Zeitpunkt meiner ersten Krankschreibung gerade den dritten Monat in Brückenteilzeit und erhielt nur 70 Prozent meines normalen Gehaltes. Leider wurde mein Krankengeld auf Basis dieses Gehaltes berechnet, da der Vormonat der Langzeitkrankschreibung die Referenz ist. Entsprechend fiel die finanzielle Unterstützung durch die Krankenversicherung weitaus geringer aus, als es im Normalfall gewesen wäre. Das hat mich lange Zeit geärgert, weil ich über 15 Jahre voll in die Krankenversicherung eingezahlt habe und das Vorgehen einfach nicht gerecht finde. Mit diesem Wissen hätte ich versucht, mit meinem Arbeitgeber zu sprechen. Hätte er mich wieder auf 100 Prozent gesetzt und ich wäre erst nach einem Monat in Vollzeit in den Langzeitkrankenstand gegangen, hätte ich das volle Krankengeld erhalten. Für meinen Arbeitgeber hätte dieses Vorgehen, glaube ich, wenig Nachteile gehabt.

NEUE VOLLZEITBESCHÄFTIGUNG

Ob ich krankgeschrieben war, fragt ihr euch? Ja. Insgesamt 388 Tage bis zur beruflichen, stufenweisen Wiedereingliederung.

Die Diagnose, ein Termin, der den anderen jagte, die psychische und körperliche Belastung – an Arbeiten war für mich nicht zu denken. Trotzdem habe ich mir viele, viele Gedanken gemacht, was mein Arbeitgeber denken könnte. Wie oft habe ich hin und her überlegt, ob ich nicht doch zwischendurch arbeiten könnte. Aufgrund des Lockdowns und den geltenden Kontaktbeschränkungen durch die Pandemie waren wir alle im Homeoffice. Das machte vieles einfacher. Ich machte mir Sorgen, was Kollegen denken könnten, die mich auf der Straße treffen, denn ich wohne und arbeite in derselben Stadt, habe gleich mehrere Kollegen im selben Viertel wohnen, zwei sogar auf meiner Straße. Ich würde mich nicht in der Wohnung einschließen können. Auf den Rat meiner Ärzte sollte ich unbedingt regelmäßig spazieren gehen und an die frische Luft, um mein Immunsystem zu stärken. Brustkrebs ist keine Erkrankung, bei der man während der Behandlung nur zu Hause oder im Krankenhaus hockt. Die Angst, nicht ernst genommen zu werden, hat mich ziemlich belastet.

Um gar nicht erst für Spekulationen zu sorgen oder Gerüchte zu schüren, habe ich mich daher auch hier für einen äußerst transparenten Umgang mit meiner Brustkrebserkrankung entschieden. Demnach wusste mein Arbeitgeber, primär meine beiden Vorgesetzten, von meiner Diagnose. Auch mit engen Kolleginnen hatte ich darüber gesprochen und wer mich fragte oder wen ich später zufällig bei einem Spaziergang traf, der bekam eine ehrliche Antwort. Irgendwann war die Erkrankung durch den Haarausfall auch nicht mehr zu leugnen. Dadurch, dass mir mein berufliches Umfeld das Gefühl vermittelte, meine Erkrankung und mich in dieser Ausnahmesituation ernst zu nehmen und mich zu unterstützen, verflüchtigten sich zum Glück meine Ängste, beruflich ins Abseits zu geraten.

Ich glaube, in meinem gesamten Berufsleben war ich bis dahin keine fünf Mal krankgeschrieben gewesen und nie länger als zwei bis drei Tage. Ich kannte das Gefühl nicht, langzeiterkrankt zu sein. Hinzu kam, dass ich während der Chemotherapie Frauen traf, die weitergearbeitet haben. Zwar nicht Vollzeit, aber so, wie es sich mit ihrem gesundheitlichen Zustand vereinbaren ließ. Sie bräuchten die Ablenkung, gerade während der Corona-Pandemie, lautete eine Begründung. Andere waren aus finanziellen Gründen oder aufgrund einer Selbstständigkeit gezwungen zu arbeiten. Nach solchen Gesprächen kam meine Unsicherheit wieder hoch. Ich bekam ein schlechtes Gewissen und habe überlegt, ob ich eine Memme bin, und mich in Hinblick auf meine Krebserkrankung im Gegensatz zu anderen Betroffenen besonders anstelle? Die Frauen, die wie ich über den gesamten Behandlungszeitraum krankgeschrieben waren und teilweise sogar in ihren bisherigen Jobs nie wieder würden arbeiten können, sah ich in solchen Momenten nicht.

Aus heutiger Sicht weiß ich, dass meine Sorgen der völlige Humbug waren und es egal sein sollte, was andere denken. Wichtig ist, was einem guttut und dazu beiträgt schnell und nachhaltig wieder gesund zu werden. Dieses Selbstbewusstsein musste ich aber erst entwickeln.

Jede Situation ist individuell und jeder Mensch muss bei einer schweren Erkrankung selbst entscheiden, was gut für ihn ist. Ich fühlte mich meiner Verantwortung, den Repräsentationsaufgaben, der hohen Konzentration und der Zusammenarbeit mit der Geschäftsleitung in meinem Job weder körperlich noch psychisch gewachsen. Meine Projekte liefen über Wochen, Monate und waren nicht wie beispielsweise Akten tageweise abzuarbeiten. Druck, Stress, Überstunden – ich hatte nicht mit Extremen zu kämpfen, aber hohe Anforderungen gehörten zu meinem beruflichen Alltag dazu. Ich wäre während meiner Krebsbehandlung, abgesehen von den vielen Behandlungsterminen, auch aufgrund verschiedener Beschwerden und Einschränkungen immer wieder kurzfristig ausgefallen, es hätte spontane Projektübergaben geregnet, ich hätte Termine nicht einhalten können...

Meine Psyche hatte mir von Anfang an sehr deutlich gezeigt, dass sich in meinem Kopf alles nur noch um mich, den Krebs und den Weg, der vor mir lag, drehte. Dass ich alle Kraft und Zeit, die ich hatte, für mich, meine Seele und meinen Körper einsetzen musste, um wieder richtig gesund zu werden. Dass ich jegliche körperliche, aber vor allem auch psychische Belastung von mir fernhalten musste. Meine körperliche Konstitution hat meiner Psyche mit Beginn der Chemotherapie schnell zu hundert Prozent beigepflichtet.

...aber eigentlich wollte ich diese letzten Zeilen gar nicht schreiben, denn sie klingen wie eine Rechtfertigung. Der Grund für meine Arbeitsunfähigkeit war simpel: Ich hatte Brustkrebs. Und damit einen neuen Fulltime-Job: gesund werden! Und diese neue Aufgabe erforderte nicht nur körperlich und psychisch, sondern auch zeitlich vollen Einsatz.

In Momenten des Selbstzweifels half mir der Zuspruch von außen besonders. Weil es mich anfangs sehr beschäftigte, hatte ich meine Onkologin darauf angesprochen, ob viele Frauen während einer Chemo- und Antikörpertherapie arbeiten würden. Sie sagte das, was ich selbst auch gehört hatte: Einige müssten aus finanziellen Gründen arbeiten. Andere hatten vielleicht Arbeitsumstände, die einen zeitweisen Einsatz möglich machten. Sie habe gerade bei der ersten Patientengruppe jedoch häufig das Gefühl, dass diese für ihre Behandlungstermine gar keine Zeit hätte, geschweige denn dafür, richtig gesund zu werden. Es unterstützte mich emotional wahnsinnig, als sie hinzufügte: *„Frau Lange, Sie wären bei Weitem nicht in solch einer recht stabilen körperlichen und psychischen Verfassung, wenn Sie arbeiten würden. Und es steht Ihnen ja auch noch einiges bevor. Sie stehen am Anfang Ihrer Therapie. Werden Sie erst einmal richtig gesund. Die Arbeit kann warten, Ihre Gesundheit nicht."*

GUT ZU WISSEN

Obwohl ich krankgeschrieben war, habe ich den Kontakt zu meinem Arbeitgeber gehalten, im Kern zu meiner Vorgesetzten. Wir arbeiteten zu diesem Zeitpunkt bereits über sechs Jahre zusammen, wodurch eine persönliche Ebene und ein Vertrauensverhältnis bestanden. Sie hatte sehr an meinem Schicksal Anteil genommen und mich mit vielen Dingen unterstützt. Dadurch war es eine sehr natürliche Situation, dass ich sie über meinen Zustand, den Verlauf der Therapie und nächste Behandlungsschritte informierte – beziehungsweise sie auch stets nachfragte. Andersherum war es für mich nett, „News aus dem Büro" zu hören – durch meine Chefin oder befreundete Kolleginnen und Kollegen. Ein Jahr ist eine sehr lange Zeit und so hatte ich das Gefühl, den Anschluss nicht komplett zu verlieren.

Wenn ihr glaubt, dass das Erzählte schon alles für die drei Wochen bis zum Start meiner Behandlung war, dann kennt ihr meine Ärztin im Brustzentrum schlecht. Beim Diagnosegespräch zeigte sie sich noch fürsorglich, beim Folgetermin ging es dann gleich zur Sache! Nein, Scherz beiseite. Ganz so dramatisch war es nicht. Es gab einfach ein weiteres wichtiges Thema, um das ich mich zeitnah kümmern sollte. „Einfach" wiederum ist untertrieben, denn auch diese Sache war mit Aufwand, Sorgen und Ängsten verbunden.

Meine Ärztin riet mir eindringlich (oder sagen wir, sie machte es zur Voraussetzung vor der Brustoperation), eine Genanalyse in Hinblick auf familiär bedingten Brust- und Eierstockkrebs durchführen zu lassen. Mein junges Alter zum Zeitpunkt meiner Krebsdiagnose, die Erkrankung meiner Mutter sowie insgesamt mein familiärer Krebs-Stammbaum könnten Hinweise auf eine Genmutation sein. In meiner Familie hatte es weitere Brustkrebsfälle gegeben, darüber hinaus Darm- und Prostatakrebserkrankungen.

Bei der Genanalyse, die über eine Blutprobe durchgeführt wird, geht es im Kern um die Identifikation der Gene BRCA1 und BRCA2, die in der Öffentlichkeit am bekanntesten für ein erhöhtes Brustkrebsrisiko sind. In meinem Fall wurden sogar noch weitere Gene untersucht, die beispielsweise in Zusammenhang mit Darmkrebs stehen.

Ich hatte mich mit diesem Thema aufgrund der Brustkrebserkrankung meiner Mutter bereits beschäftigt. Daher wusste ich, wohin ich mich wenden musste, um einen Beratungstermin und alle Unterlagen zu erhalten, sowie was grob auf mich zukäme. Im Nachgang der Erkrankung meiner Mutter hatten wir uns gemeinsam gegen eine genetische Untersuchung entschieden. Weder meine Mutter noch ich waren uns sicher, ob wir ein positives Ergebnis – also ein erhöhtes Risiko für Brust- und Eierstockkrebs – wissen wollten. Zum damaligen Zeitpunkt hätte sich meine Mutter testen lassen und in erster Linie mit dem Wissen über eine genetische Veranlagung zurechtkommen müssen. Ich hätte mich bei positivem Ergebnis erst in zweiter Instanz entscheiden müssen, ob auch ich mich auf Genmutationen untersuchen lassen wollte.

Mit der Genanalyse gehen, je nach Ergebnis, Ängste und Entscheidungen einher. Hatte man eine entsprechende Mutation eines oder mehrerer der Gene, bedeutete dies ein erhöhtes Risiko – sowohl für Brustkrebs als auch beispielsweise Eierstockkrebs. Mit dieser Tatsache müsste man erst einmal zurechtkommen und lernen zu leben. Außerdem würden ausführliche Beratungsgespräche im Hinblick auf eine beidseitige Mastektomie sowie die Entfernung der Eierstöcke anstehen. Entscheidungen, die einen tiefgreifenden Eingriff in den eigenen Körper bedeuten, für viele Frauen darüber hinaus ein Umdenken in der Familienplanung.

Für mich gab es damals zwei Sorgen: Die Angst, durch Genmutationen ein erhöhtes Risiko für bestimmte Krebsarten zu haben plus meine Mutter und die Frage: Was wäre gewesen, wenn sie den Test bereits vor zwei, drei Jahren gemacht hätte? Meine Mutter hatte sich bei meiner Diagnose direkt Vorwürfe gemacht, war am Telefon richtig niedergeschlagen. Sie hatte das Gefühl, mich nicht beschützt zu haben. Wären Genmutationen bei meiner Mutter festgestellt worden, wären wir beide voraussichtlich in das intensivierte Vorsorgeprogramm für familiär bedingten Brust- und Eierstockkrebs aufgenommen worden. Ich jedoch hatte nicht das Gefühl, etwas versäumt zu haben, da ich die Krebsfrüherkennungsuntersuchungen ein Jahr vor meiner Diagnose hatte durchführen lassen. Für uns beide hoffte ich dennoch inständig, dass keine Genmutationen gefunden würden. Ich bin mir nicht sicher, ob meine Mutter ihre Schuldgefühle jemals losgeworden wäre – egal, wie rational man sie ihr hätte widerlegen können.

Meine Gedanken um das „was mache ich, wenn…" versuchte ich zurückzustellen. Aus Angst vor einem Rezidiv stand ich einer Mastektomie offen gegenüber und hätte das Thema bei meiner Chirurgin angesprochen. Ich dachte, es könnte der sicherere Weg gegenüber einer brusterhaltenden Operation sein. Nun kam es von allein auf die Agenda. In Hinblick auf die Entfernung der Eierstöcke wusste ich nicht, was das für meinen Körper bedeuten würde. Da mein Mann und ich keinen Kinderwunsch hegten, war die Option für mich sicherlich weniger emotional behaftet als bei anderen und vor allem noch jüngeren Frauen.

In dieser Situation hat mir sehr geholfen, mich innerlich zu bremsen. Die Gedanken, Ängste und Sorgen bahnen sich von selbst ihren Weg. Ich konnte sie aber stoppen, wenn ich mir selbst bewusst gesagt habe, dass die Überlegungen erst Sinn machen, wenn ich weiß, wie das Ergebnis aussieht. Meistens habe ich mich innerlich zur Räson gerufen, manchmal aber auch laut zu mir selbst gesagt: *„Warum mich jetzt schon verrückt machen, wenn noch gar nicht klar ist, dass es etwas zum sich verrückt machen gibt? Ich sollte die Energie echt für akut wichtigere Dinge aufwenden.“* Am Ende lag ich damit goldrichtig. Obwohl vieles an meiner Situation dafürgesprochen hatte, erhielt ich Anfang September eine erlösende Nachricht: Es gab keinerlei Mutationen bei den untersuchten Genen. Check. Haken dran. Die entlastende Rückmeldung erhielt ich gut zwei Monate früher als erwartet, denn eigentlich hatten sie mich auf eine Ergebnismitteilung Ende Oktober vorbereitet. Man musste auch einfach mal Glück haben! Oder, wie mir eine Freundin einmal sagte:

„Man muss mit allem rechnen, auch mit dem Guten!“

Ich habe zwei Cousinen und eine Großcousine unter 50 Jahren in meiner Verwandtschaft. Für sie war das Ergebnis einerseits beruhigend, andererseits hätten sie aufgrund der Brustkrebserkrankungen in unserer Familie das Anrecht, sich ab dem 30. Lebensjahr testen zu lassen. Darüber sollte ich sie informieren und habe dies getan. Leicht fand ich es damals nicht, weil der Gentest eine absolut individuelle Entscheidung ist. Es muss gut überlegt sein, was für ein Typ Mensch man ist. Ob man mit gewissen Ängsten umgehen und leben kann oder eher nicht. Es war mir auf der einen Seite unangenehm, ihnen das Thema aufzubürden. Auf der anderen Seite sah ich es als meine Verantwortung an und wollte mir kein Versäumnis zuschulden kommen lassen. Am Ende habe ich versucht, sie sachlich zu informieren, jedoch keinen Ratschlag zu geben. Ich hoffe, es ist mir gelungen.

Alle anderen weiblichen Familienmitglieder waren selbstverständlich auch erleichtert. Sie hatten zu diesem Zeitpunkt jedoch alle bereits das 50ste Lebensjahr überschritten. Sie zählen damit nicht mehr zur Risikogruppe. Warum das so ist, müsst ihr Experten fragen. Ich glaube, der Grund liegt, wie so häufig, in der Statistik.

HILFREICHE LINKS & TIPPS

Instagram

→ Ich habe in meiner zweiten Therapiehälfte, die Zeit nach der Brustoperation, gerne mal bei **@pink_is_my_new_color** und **@fight.franz** reingeschaut. Dahinter stehen Rhea und Lena, zwei sehr positiv eingestellte Frauen, die mit ihren Postings berühren und zum Nachdenken anregen. Sie haben sich durch ihre Erkrankung auf Instagram kennengelernt und gemeinsam @dasbuusenkollektiv ins Leben gerufen. Dort sammeln sie viele nützliche Tipps von Betroffenen für Betroffene, organisieren virtuelle Austausch-Formate und Online-Sportangebote. Spenden sammeln sie unter anderem über ihre liebevoll ausgewählten und gestalteten Produkte im Etsy-Shop: **www.etsy.com/de/shop/dasBuusenkollektiv**

→ **@2frauen2brueste** sind ebenfalls zwei betroffene Frauen, die sich für einen Podcast zusammengetan haben (**@paulinapaulette_** und **@kickcancerchick**). Paulina und Alexandra, wie sie im wahren Leben heißen, bringen viele wichtige Themen in Zusammenhang mit Brustkrebs zur Sprache.

Dies sind meine persönlichen Highlights zum Zeitpunkt meiner Erkrankung. Die Community wächst (leider) stetig und es gibt unendlich viele Betroffene, die sich austauschen, und zig verschiedene Initiativen.

Wohlfühlausrüstung für die Chemotherapie

Zur Chemotherapie kann man seine eigene Wohlfühlausrüstung mitnehmen. Und ich kann nur dringend ans Herz legen, dies auch zu tun. Denn je nach Chemotherapie verbringt man ambulant einige Stunden in der Onkologischen Tagesklinik.

→ Reichlich zu trinken und etwas zu essen sind wichtig. Wasser wurde bei uns auch von der Tagesklinik bereitgestellt, Kaffee durften sie aufgrund der Corona-bedingten Hygienemaßnahmen nicht mehr anbieten.

→ Viele bringen sich ein Kissen, eine Decke, dicke Socken oder Ähnliches mit, um es sich gemütlich zu machen. Bei uns gab es unterschiedliche Plätze, unter anderem richtig bequeme und verstellbare Liegesessel. Die habe ich immer bei der langen Chemo genutzt, weil ich währenddessen meist viel geschlafen habe.

→ Die eigene Unterhaltung sollte gesichert sein – ob mit Handy, Kopfhörern, Musik, Hörbüchern, Büchern, Strickzeug, Laptop... Häufig kommt man auch mit anderen Patienten ins Gespräch und die Zeit verfliegt. Aber das passiert nicht immer und vielleicht möchte man an manchen Tagen auch einfach für sich sein und gar nicht reden. Es lohnt sich, zu erfragen, ob es ein kostenloses Patienten-WLAN in der Klinik gibt.

→ Wer einen Portkatheter hat, sollte Oberteile tragen, die den Zugang gut freilegen. Dann geht es bei Blutabnahme und dem Setzen der Portnadel schneller und man muss nicht mit halb ausgezogenem Rollkragenpullover in der Chemo sitzen.

Admin-Tipps

→ Krankengeld beantragen

→ Anspruch auf Zuzahlungsbefreiung prüfen (Wenn kein Anspruch besteht, können die Quittungen bei der Steuererklärung mit eingereicht werden.)

→ Arbeitsunfähigkeitsbescheinigungen rechtzeitig organisieren und bei einer Langzeiterkrankung vor allem lückenlos einreichen

→ Krankenbeförderungsschein/Taxischein, falls erforderlich

→ Zusatzangebote der Krankenversicherung erfragen, z.B. Patientenbegleitservice oder spezielle Kursangebote

→ Berufsunfähigkeitsversicherung, wenn vorhanden, prüfen (Es gibt Versicherungen, die temporär in Leistung treten. Bei mir war dies der Fall.)

→ Psychoonkologische Unterstützung suchen

→ Über Anschlussheilbehandlung/Rehabilitationsmaßnahmen informieren (Ansprechpartner ist unter anderem der Sozialdienst des Krankenhauses) und vor allem vom Wahlrecht einer Klinik Gebrauch machen

→ Schwerbehindertenausweis beantragen

→ Kassenzettel der Apotheke für die Zuzahlungsbefreiung (oder Steuererklärung) mit dem eigenen Namen versehen lassen und sammeln

→ Selbsthilfeangebote/-gruppen im Umfeld recherchieren, wenn Bedarf besteht. Diese helfen auch bei vielen administrativen Fragen.

Familiärer Brust- und Eierstockkrebs

→ Flyer des Zentrums in Düsseldorf:
www.uniklinik-duesseldorf.de/fileadmin/Fuer-Patienten-und-Besucher/Kliniken-Zentren-Institute/Kliniken/Klinik_fuer_Frauenheilkunde_und_Geburtshilfe/unsere_info_flyer/Folder_Brust_und_Eierstockkrebs.pdf

→ Übersicht aller Zentren, die es in Deutschland gibt:
www.konsortium-familiaerer-brustkrebs.de/das-konsortium/zentren-des-konsortiums

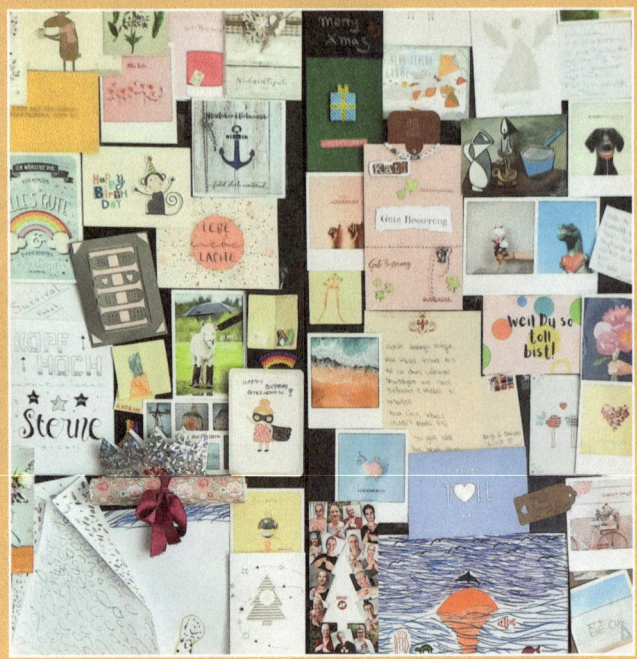

@**dasbuusenkollektiv** Manchmal ist das Leben ein einziger Sturm. Vor lauter Windböen, prasselndem Regen und Dunkelheit findet man sich oftmals nur schlecht zurecht. Doch mit Menschen an der Seite, die den Regenschirm halten, Tee aufsetzen oder einfach nur da sind, um die Lieblings-Netflix-Serie anzuschmeißen, vergeht jeder Sturm auch wieder.

Text: Instagram, 5. Mai 2021

KAPITEL DREI

MEIN ERSTER MARATHON
ÜBER SICH HINAUSWACHSEN

Da saß ich nun. Hatte im Eilverfahren sämtliche Untersuchungsmethoden von CT über MRT bis hin zu einem Szintigramm kennengelernt und durchlaufen. Fühlte mich über meine Behandlung einigermaßen informiert, war das erste Mal ambulant operiert worden. Und schon lief die erste Infusion meiner Chemo- und Antikörpertherapie über meinen Port-Zugang in meinen Körper hinein. Dabei waren gerade einmal drei Wochen vergangen seit dem alles verändernden Satz: *„Sie haben Brustkrebs."* Chapeau! Da ziehe ich doch mal den Hut vor mir selbst!

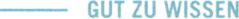

──────────────── GUT ZU WISSEN ────────────────

Wer sagt, dass Eigenlob stinkt, der irrt sich. Denn jeder sollte sich bei solch einer schweren Erkrankung und anstrengenden Therapie ruhig des Öfteren sagen: *„Das machst du klasse! Wahnsinn, was du schon alles geschafft hast! Sei stolz auf dich!"* Mir hat das sehr geholfen. Ich hatte das Gefühl, mich selbst stärken zu können und nicht auf die Anerkennung von Außenstehenden angewiesen zu sein – die an Lob und Zuspruch auch nicht gespart haben. Aber sich selbst bewusst zu machen, wie stark man gerade ist, hat noch eine viel intensivere Wirkung. Ich war mein eigener Motivator.

Den Hut werde ich noch weitere Male vor mir ziehen. Denn auch wenn ich die Chemo-, plus in meinem Fall die ergänzende Antikörpertherapie, gut verkraftet habe, ist die gesamte Brustkrebsbehandlung eine Mammutaufgabe. Für Körper und Seele. Ein Vollzeitjob – was nur Wenige vermuten...

Denn interessant ist, dass, wenn man längere Zeit krank ist, nicht arbeiten kann und dadurch „Zeit zu haben scheint", viele Menschen meinen, dass das sehr unzufriedenstellend sein muss und vor allem, dass man nichts Sinnvolles täte. Als ob erwerbstätig sein abgesehen vom „sich seinen Unterhalt zu verdienen" immer sinnhaft wäre. Ich blicke mit Neid auf die Glücklichen, die ihre Erfüllung in ihrem Job finden!

Ein Highlight bei der Frage nach meinem Zeitvertreib war die Formulierung: *„Was machst du denn die ganze Zeit, während du krankgeschrieben bist? Nur Abhängen oder etwas Schönes machen ist doch irgendwann auch langweilig. Brauchst du da nicht irgendeine sinnvolle Aufgabe?"* Aus heutiger Sicht lache ich über solche Fragen, damals haben sie mich irritiert. In manchen Situationen wusste ich nicht, was ich antworten sollte. Ich habe herumgedruckst, dass ich oft müde wäre, teilweise Schmerzen hätte, mich nicht konzentrieren könne, ich aber jeden Tag spazieren ginge und mir meine Beschäftigungen suchen würde. Später habe ich mich über mich selbst geärgert, denn es gab nur eine richtige Antwort: *„Ich kümmere mich darum, dass ich gesund werde."* Na, wenn das keine tagesfüllende und vor allem absolut sinnvolle Aufgabe ist!

Und zu dieser Aufgabe gehörte: die Zeit, die ich hatte, mit Leben zu füllen, die Tage mit positiven Dingen anzureichern, selbst optimistisch zu bleiben und mich nicht vom Krebs, den Beschwerden und Ängsten sowie – in meinem Fall – der Corona-Pandemie runterziehen zu lassen. Und da waren ja noch diese zahlreichen Arzt-, Chemo-, Bestrahlungs- und Kontrolltermine; sowie all das Organisatorisch-Administrative beispielsweise bezüglich der Krankenkasse. Hatte ich völlig vergessen!

Naja, und mal ehrlich: Zu Pandemie-Zeiten „etwas Schönes" machen, sich ablenken? Ich wäre gerne mal zwei, drei Tage nach Holland an die See gefahren. Hätte mir den Wind um die Nase wehen und den Kopf frei pusten lassen. Hätte mit den Füßen den Sand, mit den Zehenspitzen das Wasser berührt. Ich hätte gerne mal eine andere Stadt gesehen, zwei Nächte im Hotel, einfach nur einen Tapetenwechsel gehabt. Ich hätte mich gerne von meiner Familie und Freunden mehr ablenken lassen – bei einem Spieleabend, einem Stück Kuchen im Café, einem leckeren Abendessen im Restaurant, einer Geburtstagsfeier. Ich hätte so gerne meine Familie aus Spanien an meiner Seite gehabt, die mit Video-Anrufen und liebevollen Päckchen ihr Bestes zu meiner Unterstützung getan hat. All das hätte in der bisher schwersten Zeit meines Lebens weiter zu meiner Genesung, vor allem zu meiner psychischen Gesundheit, beigetragen. Wisst ihr, was davon möglich war? Wenig bis nichts. Wegen der nervigen Pandemie. Der Regeln und Verbote. Wegen meiner Ängste und Vorsicht, die damit einhergingen.

Die Herausforderung, meine positive Einstellung zu behalten, war mit einer Krebserkrankung während der Corona-Pandemie eine doppelte.

Die DKMS LIFE hat damals mit einem einfachen Satz beziehungsweise Hashtag eine Social-Media-Kampagne gestartet, die die Situation auf den Punkt bringt: Krebs macht keine Pause (#krebsmachtkeinepause). So simpel formuliert, aber mit so viel Wahrheit. Als gesunder Mensch malt man sich nicht aus, was es bedeutet, wenn plötzlich viele Beratungs- und Unterstützungsangebote nicht mehr stattfinden können. Und das gilt nicht nur bei Krebs.

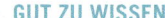

GUT ZU WISSEN

Die DKMS LIFE ist eine gemeinnützige Organisation, die unter dem Motto „look good feel better" Kosmetikseminare für krebskranke Frauen und Mädchen anbietet. Eigentlich finden diese persönlich vor Ort statt. Durch die Corona-Pandemie mussten die Seminare jedoch ins Digitale verlagert werden und konnten irgendwann online stattfinden.

Man bekommt im Vorfeld eine Reihe Produkte zugeschickt, die während des Seminars zum Einsatz kommen. Ich wusste beispielsweise nicht, wie man fehlende Augenbrauen möglichst natürlich nachzeichnet oder dass man sogar fehlende Wimpern „andeuten" kann. Während meines Seminars gab es darüber hinaus noch Austausch zu Hautpflege und verschiedenen Möglichkeiten, ein Kopftuch zu binden. Neben den Tipps war das Schöne an dem Onlineseminar für mich persönlich, dass ich das Gefühl hatte, etwas „Besonderes" gemeinsam mit anderen betroffenen Frauen erleben zu können. Es gab mir das Gefühl, nicht allein mit meiner Erkrankung, nicht die einzige Betroffene zu sein.

Die DKMS LIFE hat ihr Seminarangebot erweitert und bietet seit einiger Zeit Onlinekurse zum Beispiel zu Entspannungstechniken und Fotografie an. Auch ein Seminar speziell für Männer ist dabei. Vorbeischauen lohnt sich!

ES GIBT NICHT „DAS EINE MUSTER"

Was erzähle ich von meiner Chemo- und Antikörpertherapie? An diesem Abschnitt habe ich ziemlich lange gefeilt und abgewogen, was interessant oder hilfreich sein könnte. Es ist an anderen Stellen bereits angeklungen, aber es ist mir noch einmal wichtig zu betonen, dass der Verlauf, die Verträglichkeit und der Erfolg einer Chemo- sowie Antikörpertherapie individuell sind. Brustkrebsart, Therapieschema, Alter, körperliche Konstitution, Vorerkrankungen – alles kann Einfluss haben. Ich war während der Reha selbst erstaunt, wie individuell jede Brustkrebserkrankung ist. Wenn auch einzelne Aspekte der Krankheits- oder Behandlungsgeschichte übereinstimmten, gab es an anderen Stellen wieder komplette Unterschiede. Auf eine Blaupause meines Falls bin ich nicht gestoßen, jedoch auf viele, die die gleiche Chemo- und Antikörpertherapie erhalten hatten. Viele von ihnen waren ähnlich gut wie ich durch die Behandlung gekommen, manche – für mein Empfinden – sogar noch besser.

Ich denke, es ist zunächst wichtig, zu verstehen, unter welchem psychischen Druck ich gestanden habe. Meine Chemo- und Antikörpertherapie sollte 20 Wochen andauern. Zuerst bekam ich zweiwöchentlich eine sehr starke Chemo, wobei ich die Wochen dazwischen zusätzlich immer zum

Blutwerte-Check in die onkologische Tagesklinik fahren musste. Darauf folgte 12 Wochen lang wöchentlich eine etwas verträglichere Chemo, die alle drei Wochen mit zwei Antikörpern kombiniert wurde. Ich bekam alles ambulant via Infusion über meinen Portkatheter in der onkologischen Tagesklinik. Neben den Auswirkungen der Behandlung auf meinen Körper, die ich zu managen und zu verarbeiten hatte, ging es vor allem darum, mein durch die Chemotherapie und Kortisongabe geschwächtes Immunsystem bei Laune zu halten und jeglichen kleinen Schnupfen bis hin zu einer Corona-Erkrankung von mir fernzuhalten. Denn eine neoadjuvante Chemo- und Antikörpertherapie sollte im besten Falle ohne Unterbrechung erfolgen, die Operation im Idealfall drei bis vier Wochen nach Ende der Therapie. Ihr glaubt nicht, was ich in dieser Zeit an frischem Ingwer- und Zitronentee in mich hineingeschüttet habe – ich mag beides bis heute nicht mehr trinken. Ich habe noch mehr auf meine Ernährung geachtet, Obst und Gemüse priorisiert und Lebensmittel wie rohen Fisch gemieden. Corona verschärfte damals die Situation: Ich habe jedes private Treffen abgewogen, mir jedes Mal Gedanken gemacht, ob ich mit einer Verabredung zu viel riskiere. Außer mit meinen Eltern und meinem Bruder, die zu Besuch gekommen sind, habe ich mich mit Freunden nur draußen bei Spaziergängen getroffen. Hinzu kamen die grundlegenden Ängste, was eine COVID-19-Infektion für mich als Krebspatientin während einer Chemotherapie bedeuten würde. Gefühlt bewegte ich mich von Ende Juli bis Anfang Januar wie in einem Tunnel, schaute weder nach links noch nach rechts, wollte nur den Ausgang, das Ziel, erreichen. Zudem war ich aufgrund der Ängste und Entscheidungen, die ich in Hinblick auf Verabredungen immer wieder treffen musste, häufig angespannt.

Ich habe mich in dieser Zeit gefragt, wie Familien mit kleinen Kindern die Herausforderungen der Corona-Pandemie gemeistert haben. Wie von Brustkrebs betroffene Mütter mit ihren Ängsten vor einer Infektion umgegangen sind, wenn die Kinder vom Kindergarten oder von der Schule kamen (in den Zeiträumen, in denen sie zur Schule gingen). Inwieweit kann man sich als gesamte Familie oder die Kinder isolieren? Inwieweit macht es Sinn? Und: Sollte man das überhaupt tun? Oder was ist, wenn der Mann einen kontaktreichen Job hat und während der Pandemie weiterarbeiten muss?

In meinem Fall bezeichneten wir es als Glücksfall, dass Ignacio durch die Pandemie in „Kurzarbeit Null" war, er also nicht arbeiten musste. Abgesehen von den finanziellen Einbußen, die wir glücklicherweise kompensieren konnten, reduzierte die Kurzarbeit unser – vor allem mein – Risiko einer Corona-Infektion enorm, denn Ignacio arbeitet im Verkauf am Flughafen. Jeder Arbeitstag hätte noch mehr Unsicherheit und Ängste mit sich gebracht. Ob ich das psychisch ausgehalten hätte? Ich weiß es nicht.

Wenn ich es zwischendurch schaffte, auf meinen Selbstmotivationsmodus zu schalten – andere mögen es gegebenenfalls auch als „sich die Welt schönreden" bezeichnen – konnte ich der Corona-Pandemie sogar etwas Positives abgewinnen: Durch die zahlreichen Einschränkungen hatte ich gerade in der Herbst- und Winterzeit viel weniger die Gefahr „Dummheiten" zu machen, mir auf Festen, Veranstaltungen, im Kino oder Theater irgendeinen alltäglichen Infekt wie Husten, Schnupfen oder Heiserkeit einzufangen.

GUT ZU WISSEN

Es gibt zig verschiedene Chemo- und Antikörpertherapien und wenn ich von stärker/ schwächer oder besser und weniger gut verträglich schreibe, gebe ich damit die generellen Aussagen der Ärzte wieder. Denn ihr werdet später lesen, dass mich beispielsweise Teil 2 meiner Behandlung, der objektiv als verträglicher eingestuft wird, in gewisser Weise mehr belastet hat. Bei mir erfolgte die Chemo- und Antikörpertherapie vor der Operation (neoadjuvant), um den Tumor zu verkleinern, im besten Fall bildet sich dieser komplett zurück (Komplettremission). Ziel ist dabei, brusterhaltend operieren zu können, sprich: weniger Brustgewebe entfernen zu müssen. In anderen Fällen erfolgen die Therapien erst nach der Operation (adjuvant).

Bei mir entwickelte sich mit Beginn der Chemotherapie ein noch intensiveres Körpergefühl. Durch meine langjährige Yoga-Praxis war ich geübt darin, Körper und Seele Aufmerksamkeit zu schenken. Diese Achtsamkeit verstärkte sich, denn schnell war klar: Ich sollte auf meinen Körper und meine Seele hören. Sie forderten das ein, was sie unter der Therapie benötigten. Dadurch veränderte sich mein Leben, es wurde weniger planbar. Denn keine Woche glich der anderen, kein Tag dem anderen. Hatte ich einzelne Nebenwirkungen erkannt, akzeptiert und meinen Umgang mit ihnen gefunden, standen nach der nächsten Chemotherapie-Gabe andere im Vordergrund. Ich würde es mit „viel Flexibilität" beschreiben, die mein Körper von mir forderte. Und es hat seine Zeit gedauert, bis ich das „System" (das eben kein System war) verstanden und meinen Umgang damit gefunden hatte. Verabredungen habe ich beispielsweise nur noch unter Vorbehalt getroffen und mir das Recht auf kurzfristige Absagen eingeräumt. Zum Glück bin ich dahingehend auf durchgehendes Verständnis getroffen, was mir sehr viel Druck genommen hat. Oft habe ich zudem erst am Tag selbst überlegt, was ich machen und schaffen könnte. Damit beugte ich großen Enttäuschungen vor, wenn etwas nicht klappte. Mit nur wenigen Ausnahmen durchgezogen über all die Monate meiner Erkrankung habe ich einen täglichen Spaziergang an der frischen Luft – für das Immunsystem, meine Konstitution und für die gute Laune! Dazu hatte mir meine Chirurgin von Beginn an geraten: *„Gehen Sie raus. 30 Minuten spazieren – das reicht. Machen Sie das, was geht, aber überfordern Sie sich und Ihren Körper nicht."* Nach „mehr", beispielsweise Joggen oder anderen Sportarten, fühlte ich mich leider nicht und habe damit auch erst während der Anschlussheilbehandlung wieder angefangen.

Die Nebenwirkungen waren bei mir vielseitig. Die, vor denen ich mich so sehr gefürchtet hatte (Übelkeit, Erbrechen, Appetitlosigkeit und Gewichtsverlust), traten zum Glück nicht auf.

Ich war müde, mal mehr, mal weniger. Mal schlief ich mehrmals am Tag, mal nur zur Mittagszeit eine Stunde. Es gab keinen verlässlichen Rhythmus. Auch mein Kreislauf war mal besser, mal schlechter drauf. Manchmal fühlte ich mich richtig unsicher auf den Beinen. Das war für mich neu, denn bis dahin hatte ich mit Schwindel keine Probleme gehabt. Mich längere Zeit zu konzentrieren, war phasenweise schwierig. Manchmal bin ich auch einfach in meine Gedankenwelt abgedriftet, weil mich irgendetwas gerade beschäftigte. Des Öfteren musste ich daher während eines Gesprächs gestehen: *„Sorry, ich habe dir gerade nicht zugehört. Ich konnte nicht folgen. Du musst bitte noch einmal von Anfang an erzählen."* Daraufhin gab es von meinem Gegenüber glücklicherweise meist einen verständnisvollen Lacher.

Für mich als Leseratte absolut schade: Ich konnte während der gesamten 20 Wochen bis zur Operation kaum ein Buch lesen. Ich habe es mehrfach versucht, aber mit den ersten Sätzen gingen umgehend Kopfschmerzen einher – ob mit gedrucktem Buch oder digitalem E-Book-Reader. Am Handy wiederum konnte ich zumindest eine halbe Stunde bis Stunde Nachrichten lesen oder in den sozialen Netzwerken stöbern. Am Laptop verschwamm das Bild recht schnell vor meinen Augen, was ich auf die trockenen Schleimhäute zurückführte.

Ich hatte keine richtigen Kopfschmerzen, aber fast durchgehend unterschwellig einen leichten Druck hinter der Stirn und den Schläfen. Blöd war, dass sich der Druck manchmal speziell im Ruhezustand, sprich im Liegen, verstärkte. Das schränkte meine Erholungsphasen ein. Wenn ich abgelenkt war oder Fernsehen schaute, konnte ich den Druck ausblenden. Das Kortison, das mir zusätzlich zur Chemo- und Antikörpertherapie verabreicht wurde, verursachte bei mir das typische Gesicht mit roten Wangen, Wärmegefühl und phasenweise Kribbeln im Gesicht. Irgendwann begannen Hitzewallungen, meine Periode bekam ich nur noch einmal kurz nach der ersten Chemo und sie bleibt seither aus. Wahrscheinlich bleibt Letzteres auch so, da ich durch die Antihormontherapie, die ich voraussichtlich zehn Jahre lang bekomme, künstlich in die Wechseljahre versetzt wurde. Diese Therapie ist erforderlich, da mein Krebs unter anderem hormonabhängig war und die entsprechende Hormonproduktion nun unterdrückt werden muss, um einem erneuten Auftreten eines Tumors vorzubeugen.

Bei den Hitzegefühlen muss ich deutlich sagen, dass sie anstrengend sind – egal, wo im Körper und wann. Und ich meine wirklich anstrengend. Das malt man sich nicht aus. Das Kortison-Gesicht drückte bei mir durch die Hitze auf die Augen und machte mich dadurch müde. Die Hitzewallungen im gesamten Körper waren während der Chemotherapie stark: Ich saß auf dem Sofa und meine Kopfhaut war plötzlich nass wie nach dem Duschen. Es war ein ständiger Wechsel zwischen den inneren Gedanken *„Mir ist kühl."* und ich nahm mir die Tagesdecke mit *„Oh mein Gott, ich explodiere gleich vor Hitze.",* bei dem ich im selben Moment alles von mir warf. Nachts wachte ich durch Hitzewallungen auf, so dass an Durchschlafen zeitweise nicht zu denken war. Glücklicherweise regulierten sie sich bei mir im zweiten Teil der Chemotherapie und nahmen ein erträglicheres Ausmaß an.

Richtige Übelkeit hatte ich nicht. Es war eher ein komisches Gefühl im Bereich des Halses, aber nie so, dass ich dachte, ich müsste mich übergeben. Und es trat nur während der ersten vier Chemos jeweils ein paar Tage auf. Den vielbeschworenen metallischen Geschmack im Mund hatte ich nur nach der dritten Chemo und er ging schnell wieder weg. Unter Geschmacksverlust oder Appetitlosigkeit habe ich nicht gelitten. Unter der Kortisongabe musste ich an einigen Tagen eher aufpassen, meinem Heißhunger nicht allzu sehr nachzugeben. In Erinnerung geblieben ist mir, dass ich zu Beginn der Chemotherapie plötzlich keine Lust mehr auf Kaffee hatte, was sich erst nach einigen Wochen wieder änderte. Darüber hinaus mochte ich manche Lebensmittel oder Gerichte nicht mehr essen. Das waren aber Ausnahmen und woher sie kamen – keine Ahnung.

Mein Magen kam grundlegend gut durch die Therapie. Probleme bereitete mir eher zu viel Luft im Bauch. Häufiges Pupsen und Aufstoßen gehörten monatelang zu meinem Alltag – das war nicht immer witzig. Und mein Darm – der war mal mehr, mal weniger aktiv, regulierte sich nach jeder Chemo jedoch glücklicherweise von alleine wieder. Nichtsdestoweniger habe ich noch nie in meinem Leben so viel über meine Darmtätigkeit, Verdauung und meinen Stuhlgang nachgedacht und gesprochen wie in dieser Zeit. Das Buch „Darm mit Charme" habe ich mir daher vor einiger Zeit gekauft und es steht lesebereit im Regal. Ich bin gespannt, welche Erkenntnisse ich daraus im Nachhinein noch mitnehmen kann. Vielleicht könnte ich dem Buch sogar noch ein Kapitel hinzufügen.

Meine Haut sowie Finger- und Fußnägel hatten sich zwar verändert, ließen sich während der Therapie aber gut pflegen. Zwei oder drei Mal hatte ich kleine Ausschläge oder Hautveränderungen an einzelnen Körperstellen – diese haben sich aber schnell wieder zurückgebildet.

Von Vorteil war, dass ich durch die Pandemie eine Mund-Nasen-Schutzmaske tragen musste und außer Arztterminen keine offiziellen Verabredungen hatte oder mich für einen Restaurantbesuch in der Öffentlichkeit schick machen musste. Dadurch war es nicht notwendig, mich täglich duschen und schminken zu müssen und meine Haut durch viel Wasser und Make-up zu sehr zu beanspruchen. Da war ich absolut pragmatisch und habe mich eigentlich nur schick gemacht und geschminkt, wenn ich das für mich selbst und mein Ego brauchte.

Ich glaube, die einzige durchgehend vorhandene Nebenwirkung bei mir war der sogenannte Chemo-Schnupfen, ausgelöst durch trockene Schleimhäute. Dazu dann noch eine Atemschutzmaske im Gesicht, am besten die beliebte FFP2-Variante – angenehm ist anders. Mit Nasenöl vorm Schlafengehen und Wund- und Heilsalbe am Morgen war schnell für Linderung gesorgt, wenn es wunde Stellen oder geplatzte Äderchen gegeben hatte.

───────── GUT ZU WISSEN ─────────

Kurz die Eckdaten meiner Chemo- und Antikörpertherapie: Ich habe vier Mal im zwei-Wochen-Abstand die Zytostatika Epirubicin (unter uns Patientinnen: das rote Gift) und Cyclophosphamid als Infusion durch den Portkatheter bekommen. Darauf folgten 12 Wochen mit dem Zytostatikum Paclitaxel plus alle drei Wochen die beiden Antikörper Trastuzumab und Pertuzumab. Vor jeder der 16 Gaben erhielt ich vorab verschiedene Medikamente als Tabletten und Infusion (unter anderem Kortison) gegen mögliche Nebenwirkungen. Meist war es das darin enthaltene Antihistamin (Antiallergikum), das mich müde machte.

Für zu Hause verschreiben die betreuenden Onkologen präventiv einzelne Medikamente, die beispielsweise gegen Übelkeit oder Durchfall helfen. Das einzige Medikament, das ich durchgehend bis zur Operation einnehmen musste, war eines zum Schutz der Magenschleimhaut.

Spannend: Während der Anschlussheilbehandlung habe ich erfahren, dass einige Brustzentren ergänzend zur rein schulmedizinischen Chemotherapie eine naturheilkundliche Beratung anbieten. Dabei geht es um alternative Möglichkeiten, die Verträglichkeit zu verbessern und Nebenwirkungen zu reduzieren. Bei mir waren sie in der Onkologie rein schulmedizinisch ausgerichtet. Je nach Interessenlage lohnt sich dahingehend daher eine Recherche vor dem Behandlungsbeginn, um für sich unter Umständen ein passenderes Brustzentrum in der Nähe zu finden.

Ich hatte es bereits angedeutet: Mich hat Teil 2 meiner Chemo- und Antikörpertherapie in gewisser Weise mehr belastet, obwohl er objektiv gesehen als verträglicher und weniger stark gilt. Zu dem neuen Zytostatikum kamen zwei Antikörper-Infusionen hinzu. Und diese Kombination hat meinen Körper, im Kern meinen Darm, und damit meinen Alltag noch einmal auf eine andere Art durcheinandergeworfen.

Bisher war ich dem Rat meiner Ärztin gefolgt und jeden Tag spazieren gegangen. Je nach Tagesform zwischen einer halben Stunde und zwei Stunden. Meist schaffte ich gut anderthalb Stunden. Ich war danach zwar müde, aber die frische Luft und Bewegung taten Körper und Seele gut. Vor allem spielte das Wetter bis in den Herbst hinein richtig gut mit, so dass ich mich risikoarm während der Pandemie oft mit Freunden verabredet hatte. Dann startete die Antikörpergabe und damit ging ein Akut-Durchfall einher, den ich so noch nicht erlebt hatte. Bei Durchfall muss es immer schnell Richtung Badezimmer gehen, in diesem Fall war Lichtgeschwindigkeit gefragt. Dieser Umstand war das Beeinträchtigende, denn körperlich war der Durchfall nicht sehr anstrengend. Er kam, musste raus und dann war gut. Es war also nicht wie bei einem Darminfekt. Aber der extreme Akut-Charakter band mich einmal mehr an meine Wohnung. Ich war beim ersten Auftreten so verunsichert, dass ich mich kaum mehr als zwei Blocks von unserer Wohnung weg traute. Durch geschlossene Restaurants & Co. aufgrund des Corona-Lockdowns gab es unterwegs keine Möglichkeit, eine Toilette aufzusuchen. Die Situation hat mich ausgesprochen deprimiert und heruntergezogen: Konnte ich generell schon wenig machen – ob wegen meiner körperlichen Konstitution oder der Corona-Pandemie – blieb mir jetzt auch noch das einfache Spazierengehen versagt. Ich musste Verabredungen absagen und konnte aufgrund des Durchfalls sogar wichtige Arzttermine nicht wahrnehmen. Zu Beginn dieser Phase gab es Momente, in denen ich ziemlich verzweifelt war, denn der zweite Teil meiner Therapie sollte insgesamt 12 Wochen andauern! Die Perspektive, über Monate unkontrollierbar Durchfall zu haben, nichts mehr planen zu können, noch weniger Treffen wahrnehmen zu können (ich wollte bis zur Operation keine Treffen in geschlossenen Räumen riskieren), zog mich runter. Ich nahm zwar Tabletten gegen den Durchfall, aber die halfen nur pro Episode. Irgendwann folgte unausweichlich die nächste. Und das Medikament über drei Monate einzunehmen, wollte ich auch nicht unbedingt.

Diese Phase dauerte einige Wochen an und war psychisch sehr fordernd. Der Zustand regulierte sich mit der Zeit etwas und die Durchfall-Episoden ließen sich besser einschätzen. Trotzdem blieb ich in meinem Bewegungsradius eingeschränkt, denn zwei Mal hatte ich es nur knapp wieder bis nach Hause in unser Badezimmer geschafft.

Der Durchfall und die damit einhergehende psychische Belastung waren ein Grund, warum ich den objektiv verträglicheren Therapiebaustein genau gegenteilig empfand. Der zweite Grund waren die verstärkten Knochen-, Muskel- und Gelenkschmerzen, die ebenfalls durch die Antikörper verursacht wurden. Nach und nach wurde ich in das Leben einer alten Frau versetzt. Ich hatte generell Schmerzen beim Bewegen, mal mehr, mal weniger ausgeprägt. Nach längerem Sitzen oder Liegen musste ich erst einmal sieben Schritte gehen, bis alle Gelenke wieder eingerastet und funktionstüchtig waren und ich mich sicher auf meinen Beinen fühlte. In die Hocke zu gehen, war an manchen Tagen nicht möglich, denn ob ich aus der Hocke nach dem Schuhe zubinden aus eigener Kraft wieder hochkam, war nicht sicher. Das musste ich mir vor allem gut überlegen, wenn ich alleine unterwegs war. Richtig unangenehm waren die Schmerzen in den

Händen, vor allem in der rechten Hand. Dadurch konnte ich eine Zeitlang alltägliche Dinge, wie eine Wasserflasche öffnen, kaum selbst bewältigen. Das war nervig, hielt aber zum Glück nur vorübergehend an.

Über die Schmerzen habe ich mich mit vielen anderen betroffenen Frauen austauschen können, den Durchfall hatten nur einzelne von denen, die ich mit dem gleichen Therapieschema kennengelernt habe.

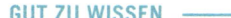

GUT ZU WISSEN

Bei dieser zweiten Hälfte meiner Behandlung unter dem Zytostatikum Paclitaxel nutzte ich die Möglichkeit, Kältehandschuhe und -füßlinge aus der Tiefkühltruhe (Hilotherapie) anzuziehen. Denn es besteht bei dem Medikament die erhöhte Gefahr für Polyneuropathie (Nervenschäden, die sich beispielsweise in Form von Kribbeln oder Taubheit in den Händen und Füßen bemerkbar machen). Die Kälte soll bewirken, dass weniger gesunde Zellen in den Händen und Füßen angegriffen werden. Bei mir hat die Kälte ihren Zweck erfüllt: Ich hatte ab der neunten Infusion ein leichtes Kribbeln in den Zehen und Fingerkuppen, bekam es durch regelmäßige manuelle Massagen von meinem Mann, Nutzung eines Igelballs und Fingermassagerings jedoch schnell wieder in den Griff.

Da ich im Austausch mit anderen Frauen erfahren habe, dass die Kältetherapie nicht in allen onkologischen Zentren angeboten wird, möchte ich an dieser Stelle speziell darauf hinweisen. Es lohnt sich, danach zu fragen oder sich selbst das entsprechende Equipment in Form von Handschuhen und Füßlingen zu organisieren. Das habe ich auf Instagram mitbekommen, dass dies einige Patientinnen gemacht haben, denn sie haben über die Plattform nach Therapieende ihre Ausstattung weiterverschenkt.

Viele spekulieren vielleicht, ob sich die Nebenwirkungen nach jeder Chemo- und Antikörpergabe über die Wochen verstärkt haben, ob es von Mal zu Mal schlimmer wurde, denn es gelangen immer mehr Medikamente in den Körper. Ich kann das nicht bestätigen. Deshalb habe ich zuvor auch nicht chronologisch oder von einer Steigerung, geschweige denn einem Höhepunkt berichtet.

Meine zweite Chemo-Gabe beispielsweise war das Highlight der fünf Monate: Hätte ich nicht selbst gesehen, wie mir die Onkologin das orange-rote Zytostatikum verabreicht hatte – ich hätte geglaubt, dass ich ein Placebo beziehungsweise keine Chemo bekommen hätte. Denn es folgten zwei Wochen, die fast einem normalen Alltag entsprachen (ich bekam die ersten vier Chemos im zwei Wochen Rhythmus). Es waren die einzigen zwei Wochen, in denen ich ein gedrucktes Buch lesen konnte!

Wie zuvor beschrieben, war bei mir jede Woche anders, aber nicht kontinuierlich schlimmer. Nebenwirkungen kamen und gingen, wechselten sich ab, nur wenige steigerten sich. Vieles regulierte sich mit der Zeit oder es waren sogar nur kurzzeitige Beschwerden. Einzelne blieben nach beendeter Chemo- und Antikörpertherapie, andere werde ich wiederum vielleicht erst in einigen Monaten oder Jahren bemerken. Hierauf haben selbstverständlich auch die weiterführenden Therapiebausteine nach der Operation (beispielsweise Bestrahlung, Fortführung der Antikörpergabe, Start der Antihormontherapie...) ihren Einfluss. Es kommt, wie es kommt. Sich verrückt machen, lohnt nicht. Das gilt nicht nur für die Neben- und Langzeitwirkungen einer Chemo- und Antikörpertherapie, es gilt für das Leben!

Insgesamt steht außer Frage, dass Körper und Seele immer mehr beansprucht wurden. Jeder Tag war herausfordernd, anstrengend, ermüdend, kräftezehrend. Ich musste mich täglich mit einem neuen Zustand meines Körpers und meiner Psyche auseinandersetzen. Ich stand unter einem enormen Druck, einer Anspannung, hatte ein wichtiges Ziel vor Augen. Richtig runtergefahren haben sich bei mir Körper und Seele erst nach der Operation, als mir ein wahnsinnig großer Rucksack mit Sorgen von den Schultern genommen wurde.

Trotz all der Dinge, die ich bis hier hin erzählt habe, empfinde ich es so, dass ich meine Chemo- und Antikörpertherapie insgesamt gut verkraftet habe, und ich bin meinem Körper unheimlich dankbar dafür, dass er so viel ausgehalten hat. Aus meiner Sicht habe ich alles gut überstanden, weil zu meinem Referenzszenario regelmäßiges sich Übergeben, die meiste Zeit schlapp im Bett liegen sowie Appetitlosigkeit mit starkem Gewichtsverlust gehörten. Diese Extreme traten bei mir glücklicherweise nicht ein. Aber sie waren mein „Vergleich", den ich mir an schwierigen Tagen ins Gedächtnis rief, um den Kopf hochzuhalten.

Es gibt nicht das eine typische Muster der Verträglichkeit von Chemotherapien. Jede Patientin erlebt die Behandlung anders, hat individuelle Nebenwirkungen, Herausforderungen, Ängste und Probleme in unterschiedlichen Stadien der Therapie. Darüber hinaus empfinden wir alle die Belastungen und Einschränkungen anders. Eine Therapie „gut zu verkraften" ist ein individuelles Gefühl. Deshalb sollte man niemals im Vorfeld Schilderungen glauben, „dass das, das und das auf jeden Fall auf einen zukomme".

NEBENWIRKUNGEN „DE LUXE"

Warum weiß das keiner? Warum liest man nie über solche Sachen? Denn: Ja, ihr habt die Zwischenüberschrift richtig gelesen und sie ist nicht ironisch gemeint. Ich habe bei den Nebenwirkungen erstaunlicherweise etwas Positves für mich herausfischen können. Ich hatte selbst zuvor aber noch nie davon gehört.

Mir hatte keiner gesagt oder auch nur angedeutet, dass ich irgendwann keinen Schweißgeruch mehr und eine geringere Schweißbildung an den klassischen Körperregionen wie Achselhöhlen und Füßen haben würde. Ich hatte zwar Hitzewallungen, teils sehr stark, schwitzte insgesamt aber weniger. Und vor allem roch ich nicht, nie! Das war ungemein hilfreich, da ich das Duschen reduzieren und somit meine angegriffene Haut schonen konnte. Außerdem waren Deodorants nicht notwendig, wodurch ich den Bereich unter den Achseln nicht reizen musste und regelmäßig mit Creme pflegen konnte.

Nach meiner Operation war ich besonders erleichtert über diese Nebenwirkung, da ich einen Schnitt beziehungsweise eine Naht in der Achselhöhle hatte. Waschen war während der Wundheilung nicht erlaubt, da die Stelle steril bleiben musste. Die Achselhöhle einige Zeit weder waschen noch duschen? Normalerweise nicht denkbar, damals kein Problem für mich!

Auch in der Anschlussheilbehandlung hielt die Situation weiter an, weshalb meine mitgebrachte Kleidung für die vier Wochen völlig ausreichte und ich meine Zeit nicht im Waschraum vergeuden musste. Musste früher ein T-Shirt nach einem Tag in die Wäsche, war es mir seit der Chemo möglich, ein und dasselbe Oberteil auch mal mehrere Tage zu tragen.

Es war so befreiend, sich keine Sorgen machen zu müssen, ob man eventuell nach Schweiß roch – pures Freiheitsgefühl! Man geht tiefenentspannt durch die Welt. Ich sag's euch! Diese Nebenwirkung nähme ich als langfristige Folge gerne hin – da hätte ich nichts dagegen! Aber auch dahingehend hat sich mein Körper wieder normalisiert – und das sicherlich zum Glück. Durch eine weitere Antikörpertherapie, die ich bis November 2021 erhalten habe, gehört die Benutzung eines Deodorants zirka anderthalb Jahre nach Beginn der Chemo wieder zu meiner Morgenroutine.

So, eine habe ich noch. Denn Nebenwirkungen können auch witzig sein. Jeder Kleinkriminelle hätte einen Jubelschrei darüber losgelassen, denn irgendwann konnte ich meine Bank-App auf dem Handy nicht mehr via Daumen-Scan öffnen. Zunächst dachte ich an einen technischen oder Systemfehler. Nach einigem Rumprobieren war jedoch klar, dass es an meinem Daumen lag. Ich hatte zuvor noch nicht davon gehört, dass sich der Fingerabdruck durch eine Krebstherapie verändert oder verschwindet, aber so war es vorübergehend. Ich erkläre es mir so, dass die Haut sehr trocken wird und dadurch Profil verliert. Genau weiß ich den Grund aber nicht. Der Fingerabdruck hat sich nach Ende der Chemo recht schnell wieder hergestellt.

HAARAUSFALL: DAS KLEINSTE ÜBEL?

Jetzt habe ich schon so viel erzählt, dabei fehlt ein wichtiges Thema: der Haarausfall. Fand ich die Aussicht schlimm? Die Frage kann ich für den Start meiner Behandlung nicht beantworten, da ich die Möglichkeit erhalten hatte, die Kühlkappe (gehört auch zur sogenannten Hilotherapie) auszuprobieren. Wie bei den Händen und Füßen soll die Kälte, hier auf dem Kopf, verhindern, dass Haarwurzeln von der Chemo angegriffen werden. Wenn es funktioniert, kann der Haarausfall stark verringert werden. Ich habe jedoch nach drei von 16 Sitzungen mit Kühlkappe aufgegeben. Der Aufwand und die Probleme, die ich dadurch hatte, waren für mich die Sache nicht wert. Zum einen musste ich wegen der Kühlkappe viele Stunden mehr bei der Chemotherapie verbringen, zum anderen hatte ich danach immer einen Brummschädel. Als wenn ich in der Diskothek zu nah an den Lautsprecherboxen gestanden hätte. Und das Brummen hielt kontinuierlich an, verstärkte sich im Ruhezustand, wenn ich auf dem Sofa oder im Bett lag. Es war einfach nur nervig und anstrengend. Darüber hinaus fielen mir trotzdem reichlich Kopfhaare aus. Ich hatte kahle Stellen, so dass ich eine Mütze trug. Das machte ich selbst in der Wohnung, damit meine Haare nicht überall herumflogen. Zur Schonung wusch ich sie weniger, entsprechend sahen sie fettig aus. Kämmen konnte ich sie nur vorsichtig, an Frisieren oder eine Frisur war gar nicht zu denken. Es fühlte sich an wie „Haarausfall auf Raten", denn die Kühlung hatte nicht den Effekt, den ich mir vorgestellt hatte: nämlich, dass der überwiegende Teil bliebe und ich weitestgehend normal mit meinen Haaren umgehen konnte.

Psychisch stresste mich die Vorstellung, gerade in den Wintermonaten (Start von Chemo und Kühlhaube lagen im August und die ersten Sitzungen verbrachte ich bei 35 Grad Außentemperatur mit Kühlkappe) zusätzlich zur Kühlkappe noch Kühlhandschuhe und -füßlinge tragen zu müssen. Eine Blasenentzündung sah ich vorprogrammiert. Unbewusst baute sich in mir eine immer stärkere Blockade gegen die Kühlkappe auf. Mir erschien in diesem Moment eine Glatze das kleinere Übel gegenüber der aktuellen Prozedur zu sein. Daher entschied ich mich vor der vierten Chemo dazu, das Kühlen der Kopfhaut abzubrechen und den Haarausfall in Kauf zu nehmen.

Wer nie seine Haare ungewollt komplett verloren hat, sollte sich vor der Aussage wie *„Das sind doch nur Haare. Die wachsen ja wieder nach."* hüten. Wer sich nie im Spiegel mit Glatze und ohne Augenbrauen und Wimpern anschauen musste, sollte nie sagen: *„Der Haarausfall ist unter den Neben-*

wirkungen einer Chemotherapie doch das kleinste Übel." Keiner weiß, wie sein Gegenüber, eine Betroffene, den Haarverlust, das Tragen einer Glatze, empfindet. Was sie fühlt, wenn sie sich im Spiegel anschaut. Wen sie darin sieht, was sie sieht. Keiner hat das Recht, diese Nebenwirkung einer Chemotherapie herunterzuspielen – und das machen echt viele.

Da mich der Haarverlust zunächst weniger belastet hatte, hatte auch ich solche Gedanken im Kopf. Ich wollte anderen Frauen Mut zusprechen, ihnen Komplimente machen. Durch die vielen Frauen, die ich kennengelernt habe, ist mir jedoch schnell klar geworden, dass der Kopfhaarverlust ein sensibles und vor allem individuelles Thema ist. Noch heute bewundere ich die Frauen, die die Anwendung der Kühlkappe über die Monate der Chemotherapie hinweg durchgezogen haben. Bei denen sie besser gewirkt hat, denen es der Aufwand wert war. Eine Frau hat so um ihre Haare gekämpft, dass sie nachts mit Seidenstrumpfhose (zurechtgeschnitten und geknotet) geschlafen hat. Andere Frauen erzählten, dass sie keiner – auch innerhalb der Familie – ohne Perücke oder eine andere Kopfbedeckung kenne. Der sichtbare Haarverlust – beginnend mit dem Kopfhaar und sichtbar weitergehend mit Augenbrauen und Wimpern ist für viele Frauen seelisch schwer zu verkraften. Er bedeutet für viele den Verlust der Weiblichkeit, das Einbüßen von Attraktivität. Es macht Menschen verletzlicher, es fehlt eine Art Schutzhülle.

Bei mir gab es in Hinblick auf den Haarverlust zwei Phasen. Der Zufall wollte es so, dass ich Anfang September von der DKMS LIFE gefragt wurde, ob ich bei deren neuer Social-Media-Kampagne „Krebs macht keine Pause" mitmachen würde. Dafür musste ein Foto her. Oh mein Gott: Jetzt hatte ich meine Haare gerade abrasiert! Beim Telefonat mit der Ansprechpartnerin für die Kampagne sagte ich daher, dass ich das Foto vermutlich mit Perücke machen würde, mit der Glatze würde ich mich nicht so wohl fühlen. Danach dachte ich jedoch: Die Botschaft ist schon eine andere, wenn ich auf dem Foto meine Glatze und damit meine Erkrankung zeige. Und so starteten Ignacio und ich eine Fotosession auf unserer Terrasse. Es dauerte zwar eine Weile, bis er den richtigen Shoot gemacht hatte und ich zufrieden war, aber am Ende fand ich mich geschminkt und mit dem dunklen, Millimeter-kurzen Haaransatz (es war noch keine klassische Chemo-Glatze, da sich bei mir der komplette Haarausfall aufgrund der Kühlkappe verzögerte) gar nicht schlecht. Es stand mir – fand ich. Ich fühlte mich zudem wie ein „anderer Mensch". Ich fühlte mich stärker, krasser, ich sah nicht mehr so lieb aus wie mit langen Haaren.

Durch das Foto und die Kampagne hatte ich im Eilverfahren die Hemmschwelle überwunden, mich mit Fast-Glatze zu zeigen. Denn als ich die Bildauswahl per E-Mail abschickte, war klar, dass mich bald mehr Menschen ohne Haare kennen würden als mit meiner ursprünglichen Langhaarfrisur. Ich fand mich in dem Moment echt mutig... und stark. Und ich hatte das Gefühl, dass ich das auch ausstrahlte.

Die teure Perücke – muss ich gestehen – habe ich seither nicht mehr getragen. Mit ihr fühlte ich mich plötzlich verkleidet. Anders als beim Kauf fand ich, dass man deutlich sah, dass es nicht meine echten Haare waren. Und trotzdem war ich froh, sie zu haben. Denn die Gefühlswelt kann sich ändern...

Und die änderte sich, als mit der Zeit die Haare komplett ausfielen und damit der dunkle Ansatz auf dem Kopf verschwand. Zusätzlich verlor ich meine Augenbrauen und Wimpern. Ich sah meist sehr blass aus. Die Haut bekam in meinen Augen einen seltsamen Gelbstich. Mein Spiegelbild war nun doch gewöhnungsbedürftig. Ich sah mich im Spiegel an und ich sah meine Krankheit. Ich sah den Krebs. Ich fühlte mich verletzlicher, schwach, nicht mehr attraktiv. Ich sah zeitweise echt „spooky" aus. Da gibt es nichts schönzureden. Ich hatte sogar manchmal den Gedanken, dass ich andere mit meinem Aussehen erschrecken könnte. Kinder oder Bekannte, die vielleicht nicht mitbekommen hatten, dass ich an Brustkrebs erkrankt war. Absurde Gedanken? Nicht mein Problem? Ich weiß.

Ich habe mir oft gewünscht, dass die Haare schneller zurückkämen, habe mich gefragt, wie lange es wohl dauern wird, bis ich wieder „so etwas wie eine Frisur" hätte, bis ich mich wieder schön fühlen würde. Wann die Wimpern und Augenbrauen wieder wachsen würden. Trotzdem bin ich beim Glatze tragen in den eigenen vier Wänden geblieben. Dort wollte und konnte ich so sein, wie ich bin. Und in Ignacios Augen konnte mich sowieso nichts entstellen. Paketboten, Nachbarn, Familie und Freunde empfing ich daher so, wie ich eben zum jeweiligen Zeitpunkt aussah.

In der Öffentlichkeit kam mir die kalte Jahreszeit entgegen. Es war Winter und Mützen standen auf der Tagesordnung. Ich hatte mir sogar zwei selbst gehäkelt, die ich nun stolz ausführte. Außerdem führte die Pandemie dazu, dass ich außer Arztterminen keine offiziellen Treffen im Restaurant, Kino oder Theater hatte. Vielleicht hätte ich sonst auf die Perücke zurückgegriffen. So blieb sie im Schrank, denn für Arztpraxen und Spaziergänge waren mir die Mützen lieber. Wie in vielerlei Hinsicht ist wahrscheinlich meine praktische Veranlagung schuld: Denn wenn sich Aufbrezeln generell nicht lohnte, wozu sollte ich mich dann mit der Perücke stressen? „Mütze auf" war eindeutig unkomplizierter und schneller.

Was darüber hinaus hinzukam: Wir mussten aufgrund der Pandemie in jeglichen geschlossenen Räumlichkeiten eine Maske tragen. Das gab mir zusätzlich Selbstsicherheit. Ich empfand die Maske als eine Art Schutzschild, ich konnte mich und meine Krankheit ein Stück weit dahinter verstecken.

Wisst ihr, womit ich mich in Depri-Momenten immer zu motivieren versuchte? Dass ich jetzt ein Mal in meinem Leben die Möglichkeit hatte, jede Haarlänge zu durchlaufen und neue Frisuren auszuprobieren. Auf freiwilliger Basis wäre es zu 99 Prozent wohl nie dazu gekommen. Heute nerven mich die Übergangsphasen des Wachstums von einer Haarlänge zur nächsten ein wenig, aber damals hat es mich einigermaßen bei der Stange gehalten.

Außerdem hatte ich von den sogenannten Chemo-Locken gehört. Viele Frauen bekommen nach der Chemo erst einmal Locken, später reguliert sich der Haarwuchs beim überwiegenden Teil wieder auf die ursprüngliche Haarstruktur. Ich habe auf Instagram Fotos gesehen – so schön! Nicht jede Frau ist darüber happy, ich wollte als Kind aber immer schon Locken haben. Nun hatte ich auf „fast natürlichem Wege" die Chance darauf. Leider ist bei mir nichts draus geworden. Meine Haare wuchsen von Anfang an wie gewohnt glatt nach, jedoch farblich viel dunkler.

Während der Chemotherapie bin ich auf Instagram auf ein Zitat von Bob Marley gestoßen:

„Wie stark du tatsächlich bist, erfährst du erst dann, wenn stark sein die einzige Option ist, die du hast."

„Stark sein" war der einzige Weg, um wieder gesund zu werden. Ich musste mich dem Krebs und der Behandlung stellen – egal, wie viel Schrecken mir das alles einflößte. Aber was genau hat mich durch die Monate der Chemo- und Antikörpertherapie getragen? Was hat mir geholfen, nicht zu verzweifeln? Den Mut nicht zu verlieren? Manchmal habe ich das Gefühl, es schon nicht mehr zu wissen. Nicht mehr in Worte fassen zu können, wie ich mich motiviert habe. Noch oder schon (ich kann mich nicht entscheiden) kommt mir die Zeit der Chemo- und Antikörpertherapie so surreal vor. War das alles wirklich geschehen? Und dann weiß ich es wieder. Erinnere mich an die „Felsen in der Brandung"...

Medizin für die Seele. – An allererster Stelle steht: Ich musste den Weg nicht alleine gehen. Ich hatte Ignacio an meiner Seite, meine Eltern und meinen Bruder im Rücken. Diesen Halt und diese Unterstützung kann man mit nichts aufrechnen und ich bin unendlich dankbar dafür. Meinen Mann Ignacio konnte ich um alles bitten: ob es der Ingwertee war, das Mittagessen oder die Decke, weil mir mal wieder kalt war. Er hat sich um mich gekümmert, den Haushalt, das Einkaufen, Kochen... Er hat mich unterhalten, mich in den Arm genommen und festgehalten, mich aufgefangen. Wenn ich nicht konnte oder wollte, war er zur Stelle. Durch die Kurzarbeit war er im Grunde 24/7 für mich verfügbar. Eine 24-Stunden-Betreuung war zwar glücklicherweise nicht nötig, aber es gab immer wieder Momente, in denen ich sehr froh war, dass er gerade da war und mir helfen oder einfach etwas abnehmen konnte.

In Hinblick auf meine Eltern und meinen Bruder hat uns die Pandemie die Situation erschwert. Ich weiß, dass sie gerne viel mehr für mich getan hätten, öfter zu Besuch gekommen wären, mich gerne mehr umsorgt hätten – das hat Corona aufgrund der Kontaktbeschränkungen nur sehr eingeschränkt möglich gemacht. Aus Sicherheitsgründen haben wir mehr Video-Calls gemacht, anstatt uns persönlich zu treffen. Das fiel meiner Familie, glaube ich, schwerer als mir. Gleiches gilt im Grunde für meinen Freundes- und Bekanntenkreis. Sie haben sich so viele schöne Dinge und Überraschungen ausgedacht, ich habe so viele liebe Anrufe, Nachrichten, Karten, Briefe und Päckchen zur Aufmunterung bekommen, dass ich emotional manchmal gar nicht mehr mitkam und völlig überfordert war. Die gesamten Monate waren die beiden Schranktüren im Arbeitszimmer mit allen „Mutmachern" (Briefe, Karten, Gebasteltes und Gemaltes) tapeziert und dienten mir als Motivationswand.

Es hat mich emotional sehr aufgebaut, wer alles an mich denkt und mir die Daumen drückt. Alleine das zu wissen, tat unheimlich gut und half mir sehr. Ehrlich gemeinte Anteilnahme, ein ehrlich gemeintes „Ich denk an dich" ist in schwierigen Lebenslagen so wertvoll, dass man es kaum richtig in Worte fassen kann. Und dabei ist es egal, wie gut oder weniger gut man sich kennt. Ob es Familie, Freunde, Kollegen, Bekannte oder der Zahnarzt und Friseur sind, die einem nur das Beste wünschen. Wenn das Interesse und die Worte ehrlich von Herzen kommen, ist es wie Medizin – in diesem Fall für die Seele.

Ein kleiner Wermutstropfen waren fehlende Umarmungen. Umarmungen, die dich auffangen. Umarmungen, die dich fühlen lassen: „Wir schaffen das." Von meinen Eltern, meinem Bruder, meinen Freunden. Oder andersherum: eine Umarmung, mit der ich richtig „Danke sagen" konnte, für ein Geschenk, einen Mutmacher, für Hilfe und Unterstützung.

Eine Pandemie ist eine verrückte Zeit, in der man im Vorfeld immer das Risiko abwägen muss, ob man sich trifft, wie man sich trifft, wie man miteinander umgeht... glücklicherweise gab es in meinem Umfeld weder Corona-Leugner noch fehlendes Verständnis für meine Situation. Die meisten machten sich im Grunde um ihre Eltern ähnliche Sorgen wie um mich.

Eine wahnsinnig tolle Idee, durch die ich mich in gewisser Weise sogar auf die Tage der Chemo-Gabe gefreut habe, war eine Art Chemo-Päckchen-Kalender: Ich erhielt an jedem Tag, an dem ich eine Chemo verabreicht bekam, ein kleines Geschenk (wie bei einem Adventskalender) von einer Gruppe Freundinnen. Das hat mich einerseits abgelenkt und mir unheimlich Freude bereitet.

Hinzu kam, dass die Päckchen aufgrund der Corona-Pandemie alle einzeln per Post ankamen. Es war jedes Mal ein Fest, wenn der Postbote klingelte oder ich nach Hause kam und dort bereits ein Päckchen auf mich wartete. (Mein Mann durfte sich an den Tagen nicht aus der Wohnung bewegen, während ich in der onkologischen Tagesklinik war, um den Paketboten nicht zu verpassen.) Als ich nach den ersten Geschenken die Idee verstanden hatte, habe ich richtiggehend „darauf gewartet". Es war das Highlight des Tages und hat den eigentlichen Anlass häufig vorübergehend in den Hintergrund verfrachtet.

Ängste versus Respekt. – Was mir wahnsinnig geholfen hat, die Therapie zu überstehen: Ich habe die Angst davor überwunden. Ich bin mit viel Respekt und Vorsicht durch die Monate gegangen, aber relativ schnell ohne panische Angst.

Wie erkläre ich es so, dass man das nachvollziehen kann? Also, der erste Weg zur Chemo war von großer Angst geprägt. Ich habe gegenüber Ignacio cool getan, aber innerlich hörte ich meine Panik schreien. Was wusste ich schon von einer Chemotherapie? Wusste irgendwer, wie mein Körper reagieren würde? Nein. Also saß ich wie ein verängstigtes Häschen im Sessel der onkologischen Tagesklinik. Ich glaube, die Schwester hat gedacht, ich kippe ihr aus den Latschen, noch bevor mir irgendein Medikament verabreicht wurde. Beim Gang zur Toilette bestand sie deshalb darauf, dass ich nicht abschließe.

Es kam bei mir die Kühlkappe hinzu, weshalb ich gute sieben Stunden bei meiner ersten Chemotherapie verbracht habe. Mir wurde während der

Gabe leicht übel, dann ging es wieder besser. Ich habe sogar eine Kleinigkeit gegessen, viel getrunken. Ich wurde müde, habe geschlafen. Dann habe ich einen Podcast gehört. Mir wurden die Medikamente erklärt, die ich die folgenden zwei Tage selbstständig einnehmen musste. Am Ende war ich zwar blass wie eine weiße Wand, aber ich stand auf meinen eigenen zwei Beinen und bin von der Krankenbeförderung nach Hause gebracht worden. Ich bin ins Bett, nach zwei oder drei Stunden wieder aufgestanden, habe etwas Leichtes gegessen und mich von meinem Mann umsorgen lassen. *„Bloß nicht überanstrengen. Bloß nichts riskieren"*, spukte eine innere Stimme die ganze Zeit in meinem Kopf herum. Doch dann dachte ich plötzlich: Die Chemo hat ordentlich reingehauen, aber sie hat mich nicht umgehauen! Wow! Wie kann das sein? Auch die zweite Chemo knockte mich nicht aus und selbst bei der dritten gab es keinen Totalausfall.

Dadurch, dass ich weitaus Schlimmeres erwartet hatte, dass ich befürchtete, die Kontrolle über meinen Körper zu verlieren, konnte ich Ängste abbauen. Ich bin jeder Sitzung mit Respekt begegnet, aber ich hatte schnell begriffen, dass es sich nicht lohnt, sich verrückt zu machen. Viel mehr Sinn machte es, anschließend auf seinen Körper zu hören, die Nebenwirkungen anzunehmen und dankbar dafür zu sein, wenn es weniger waren als erwartet.

Hilfe annehmen. – Ich habe in der Zeit meiner Erkrankung gelernt, Hilfe anzunehmen und nach Hilfe zu fragen. Eigentlich gehöre ich zu den Menschen, die keinem zur Last fallen oder Umstände bereiten wollen. Ich versuche häufig gleich mit für mein Gegenüber zu denken – wie beispielsweise eine Verabredung für sie oder ihn angenehmer, stressfreier oder unkomplizierter sein könnte.

Ich habe durch meine Erkrankung gelernt, dass es mal nur um mich geht. Dass sich alle um mich sorgen. Dass ich jetzt in einer Situation bin, in der mich alle unterstützen möchten. Und es war ein schönes Gefühl. Es war schön, sich fallen lassen zu können und zu wissen, dass es Menschen gibt, die zur Stelle sind, wenn ich oder wir (mein Mann und ich) Unterstützung brauchten.

Ablenkung & Beschäftigung. – An anderer Stelle kam es bereits zur Sprache: Neben all den medizinischen Pflichtterminen war es für meine Seele wichtig, schöne Dinge zu machen, mich zu beschäftigen und mit positiven Sachen abzulenken. Teilweise musste ich ausprobieren, was mir mein Zustand erlaubte und was nicht. Musste Ideen verwerfen und neue suchen. Vor allem aber musste ich kreativ sein, denn die Lockdowns während der Pandemie schränkten die Möglichkeiten ziemlich ein, beschränkten sie zeitweise auf die eigene Wohnung. Spazieren gehen, die warme Luft auf der Terrasse genießen, Fernsehen und Netflix, selbst Brot backen und kochen – das waren die Klassiker. Sie gehörten zum Grundrepertoire, das ich abrufen konnte. Weitaus mehr Freude hat mir bereitet, dass ich meine kreative Ader wiederentdeckt hatte: Ich habe Keramikteller bemalt, das Arbeitszimmer umdekoriert, Regale verschönert, Mützen gehäkelt, Weihnachtspost gebastelt und geschrieben und mich in kreativen Geburtstagsgeschenken und -päckchen verloren. Inspiration dafür kam unter anderem durch die vielen liebevollen Geschenke. Dadurch bin ich beispielsweise zum Socken stricken gekommen – bei dem ich im Traum nicht erwartet hätte, dass es mir Spaß machen würde – und ich mache es noch heute! All das hat mir und meiner Seele richtig Auftrieb gegeben. Ich konnte aus solchen Momenten Kraft, Energie und Motivation schöpfen.

Außerdem gab es eine Sache, die ich mir vor Beginn meiner Chemo- und Antikörpertherapie auf die Agenda gesetzt hatte: Ich wollte Instagram ausprobieren und jeden Tag einen Motivations-Post veröffentlichen. Mein Ziel war nicht, als Krebs-Bloggerin über meine Erkrankung und den Therapieverlauf zu berichten. Ich wollte eine tägliche Aufgabe haben, ein To-do, das ich erledigen musste, und bei dem ich mich mit positiven Gedanken beschäftigte. Ich sage euch: Hätte ich vorher gewusst, wie viel Arbeit es ist, die richtigen Motive zu finden, Fotos zu machen und passende Texte zu verfassen... ich hätte es mir vielleicht noch einmal anders überlegt. Aber: Ich habe meine Challenge weitestgehend geschafft und bei der Bestrahlung in reduzierter Form sogar wiederholt. Wen es interessiert, der kann gerne bei mir auf @katipepa78 vorbeischauen.

Therapieerfolg. – Ein absoluter Motivations- und Durchhaltefaktor: Ich durfte schnell erfahren, wofür ich das alles mache. Bereits nach der zweiten Chemotherapie zeigte sich im Kontroll-Ultraschall ein Tumorrückgang. Die Medikamente schlugen an! Zwei oder drei Wochen später normalisierte sich sogar die äußere Form meiner Brust wieder. Meine Ärztin änderte ihre Prognose von einer Teil- auf eine mögliche Komplettremission des Tumors vor der Operation. Die Prognose erfüllte sich am Ende leider nicht ganz, war zu dem damaligen Zeitpunkt aber ein wichtiger Faktor, der mich bei der Stange hielt.

FREUNDSCHAFTEN GEKNÜPFT?

Neue Freundschaften habe ich während der Chemo- und Antikörper-therapie nicht geschlossen. Ich bin immer mal wieder auf die gleichen Personen getroffen, aber nicht regelmäßig. Das lag auch daran, dass es bei uns Räume im Souterrain sowie in der vierten Etage gab, zwischen denen ich zu Beginn meiner Therapie mehrfach wechselte.

Ich hatte mich nach den ersten zwei oder drei Sitzungen zusätzlich etwas, sagen wir, verschlossen. Denn während meiner ersten Chemo-therapie-Gaben habe ich mit Frauen zusammengesessen, die von ihrem Rezidiv, Metastasen oder einer zweiten oder gar dritten Krebserkrankung erzählten. Das hat mir damals die Luft abgeschnürt. Ich hätte jedes Mal losheulen und aus dem Raum rausrennen können. Ich sah mich irgendwann mit erneuter Erkrankung dort sitzen. Warum sollte es mir anders ergehen als ihnen? Daher habe ich mich oft schlafend gestellt oder mir von Beginn an Kopfhörer in die Ohren gesteckt (manchmal auch ohne etwas anzuhören). Ich wollte vermeiden, angesprochen zu werden oder Gespräche mitzubekommen.

Letztendlich hatte ich am Anfang einfach Pech, denn über die Monate hinweg war es ein sehr gemischtes Bild an Patientinnen und Patienten. Gegen Ende meiner Therapie konnte ich mich wieder mehr öffnen und habe sehr nette Gespräche geführt, gerade auch mit Frauen in meinem Alter. Es liegt meiner Ansicht nach zum Großteil an einem selbst, wie und ob man sich integriert. Es ist ein „Kann" aber kein „Muss". Das wichtigste dabei: Man sollte immer selbst entscheiden, was einem gerade guttut und was nicht.

EIN PAAR WORTE ZUM ABSCHLUSS DIESES KAPITELS

Dieses Kapitel war das schwierigste des gesamten Buches, denn ich habe immer wieder hin und her überlegt, was ich erzähle und was nicht, ob ich so ausführlich über Chemo, Nebenwirkungen & Co. berichten soll. Ich selbst war zu Beginn meiner Erkrankung ziemlich voreingenommen. Und genau darin liegt wahrscheinlich der Grund: Ich wusste nichts von gut verträglichen Krebsbehandlungen. Ich wusste nicht, dass es Menschen gibt, die sich nicht übergeben. Dass es Menschen gibt, die während einer Chemotherapie sogar ihrer Arbeit nachgehen.

Und so ging es auch meinem Umfeld – ob Familie, Freunde oder Kollegen: Jeden Einzelnen habe ich nach und nach davon überzeugen müssen, dass es mir während der Chemotherapie recht gut ging. Eben den Umständen entsprechend „gut". Alle hatten das Bild der im Bett liegenden und sich kontinuierlich übergebenden Krebspatientin im Kopf. Dass der gesamte Prozess durchgehend schlimm und ausschließlich ein einziger Horror sein musste.

Und ich möchte hier unbedingt einschieben, dass genau dieses Bild in Filmen und Serien vermittelt wird. Mir ist das seit meiner Diagnose vermehrt aufgefallen: Im Fernsehen ist Krebs immer die schlimm verlaufende und vor allem todbringende Krankheit. Wie viele Chancen es auf Heilung gibt oder dass es auch besser verträgliche Chemotherapien gibt, kommt selten zum Ausdruck.

Besonders aufgerüttelt hat mich ein Brief einer sehr lieben guten Bekannten. Der Brief kam nach bereits überstandener Chemotherapie und Operation, also etwa ein halbes Jahr nach der Diagnose. Die Bekannte wollte sich viel früher gemeldet haben, hatte es aber jetzt erst geschafft und mir einen Brief voller lieber Worte und Herzlichkeit geschickt. Aber es war auch herauszulesen, wie sehr ihr mein Schicksal leidtat und dass sie von einer sehr, sehr schweren und leidvollen Situation und Behandlung ausging. Ich rief sie an, um ihr zu erzählen, wie es mir ergangen ist und geht – und ich hätte ihr dadurch wahrscheinlich viel früher die großen Sorgen und schweren Gedanken an mich etwas erleichtern können.

Daher ist dieses Kapitel, wie es ist. Daher ist dieses Buch, wie es ist. Und ich hoffe, es macht euch Freude weiterzulesen.

HILFREICHE LINKS & TIPPS

Infos zur DKMS LIFE und den Seminarangeboten
www.dkms-life.de

Kälte-/Hilotherapie

→ Informationsvideo zur Hand-Fuß-Kühlung bei Chemotherapie
   www.youtube.com/watch?v=rAiZrFl1xGc

→ Informations-PDF zur Kopfhautkühlung für Patientinnen
   und Krankenkassen, zusammengestellt von der Internationalen
   Senologie Initiative ISI e.V.
   www.senology.de/wp-content/uploads/2021/07/
   Kopfhautkuehlung_waehrend_der-Chemotherapie_
   Info_fuer_die_Krankenkassen.pdf

Aufmunterung während der Chemotherapie
Ein paar Anregungen, wobei es immer auf den Geschmack und die
Vorlieben der jeweiligen Person ankommt:

→ Dass aufgrund der Corona-Pandemie viel mehr Blumen, Briefe
   und Päckchen per Post kamen, hatte einen doppelten Über-
   raschungseffekt und war wunderschön.

→ Einfach Blumen! Wobei ich gestehen muss, dass es eine kurze
   Phase zu Beginn der Chemo gab, in der ich intensiv riechende
   Blumen nicht gut aushalten konnte.

→ Survival-Ausrüstung zusammenstellen mit zum Beispiel Tee, einem passenden Gute-Laune-Becher, dicken Socken, einer Kerze, etwas zum Entspannen, etwas Leckerem/zum Genießen, einer schönen Decke...

→ Schöne Tücher und/oder Mützen, ein Wohlfühl-Shirt oder kuscheliger Pullover.

→ Glücksbringer jeglicher Art, Mutmach-, Motivations- oder Achtsamkeitskalender.

→ Bücher für Lesefreudige gehen immer (auch wenn manch einer sie eventuell erst später lesen kann).

→ Anregungen für Zeitvertreib: Zeichnen/Hand Lettering lernen (es gibt entsprechende Bücher oder Videos), Strick-, Stick- oder Häkel-Anfängerpaket, Aquarell-Malen-Starterkit, Bullet Journal (kreatives Notizbuch oder Jahresplaner).

→ Schöne Hefte, um Gedanken aufzuschreiben, oder die Etappenkarten von „das Buusenkollektiv" (**www.etsy.com/de/shop/dasBuusenkollektiv**).

→ Zu besonderen Anlässen: Ballon-Post. Ich bekam einen Ballon mit dem Schriftzug „Willkommen zu Hause" von einer Freundin zugeschickt, als ich aus der Anschlussheilbehandlung zurückkam.

→ ...und ihr habt sicher noch viele weitere, eigene Ideen!

Die erste Chemo mit Kühlhaube
bei 35 Grad Außentemperatur.
Die Kühlhaube kann unter-
stützen, einen Großteil der
Haare zu behalten. Fragt eure
Ärzte danach! Sowie nach der
Kühlung für Hände und Füße!

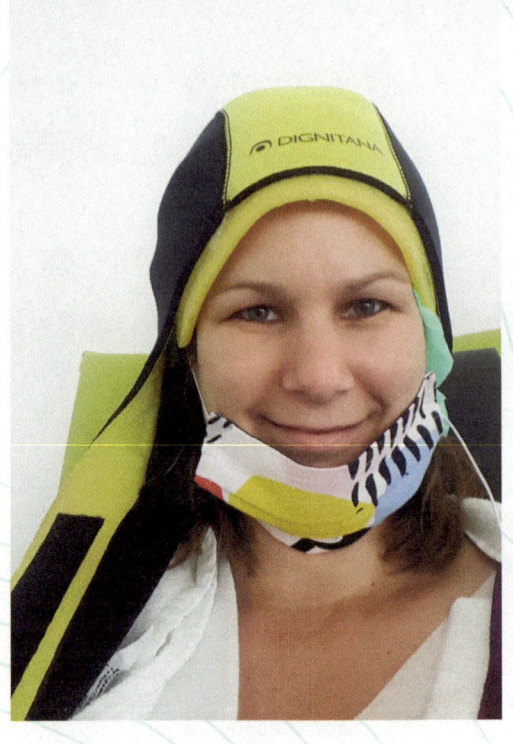

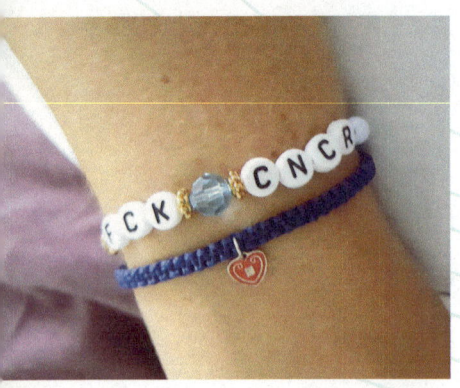

Meine ersten Glücksbringer
und kontinuierlichen Begleiter
– bis heute.

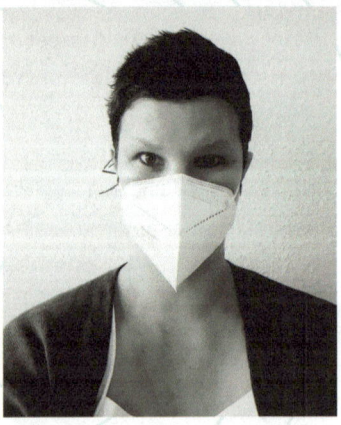

Akupunktur, um die Nebenwirkungen
der Antihormontherapie zu verringern.
Ich probiere nach und nach viele Sachen
aus, denn bei jedem wirkt etwas anderes.

Dies ist zwar mein Geburtstagstisch, aber er steht stellvertretend dafür, wie viel Unterstützung mich über das Jahr hinweg auf dem Postweg erreicht hat. Ich glaube, ich werde nie wieder so viele Blumengrüße und Päckchen bekommen, wie in dieser Zeit. Das war während der Pandemie eine Besonderheit.

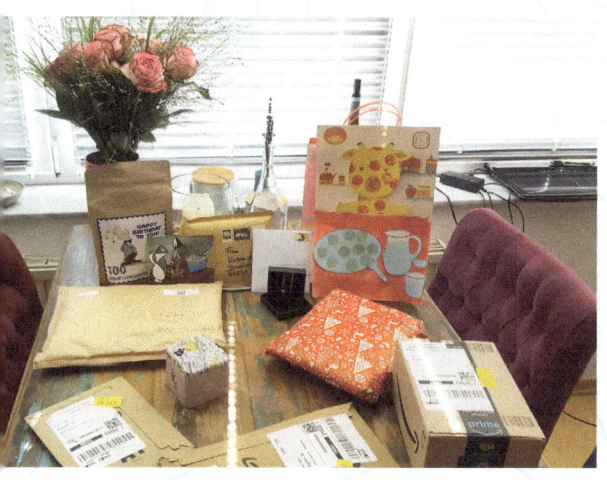

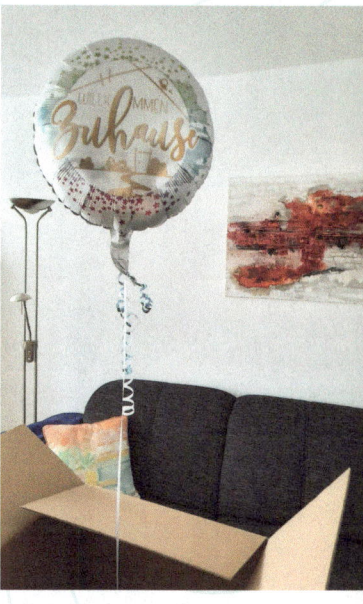

...und es kamen sogar Grüße während meiner Anschlussheilbehandlung in die Klinik...

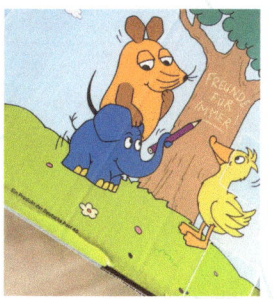

...und bei meiner Rückkehr traf pünktlich ein Willkommensgruß ein.

Beschäftigungstherapie: Ich stricke bis heute! Und habe Ignacio sowie einige Freundinnen schon mit warmen Socken versorgt.

Glatze versus Perücke – irgendwie fühlte ich mich mit Glatze stärker. Richtig erklären kann ich das nicht. Es war einfach so und deshalb ist die Perücke nach zwei, drei Tagen „austesten" nicht mehr zum Einsatz gekommen.

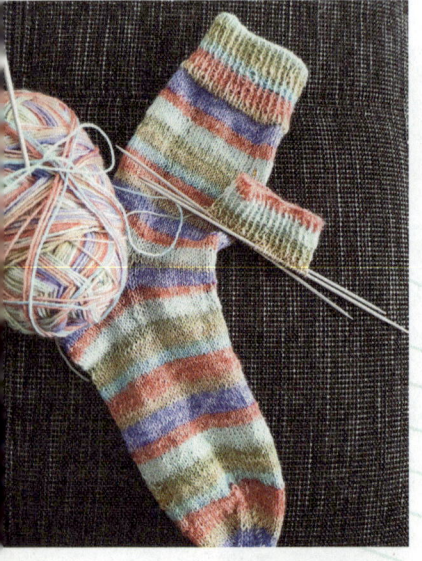

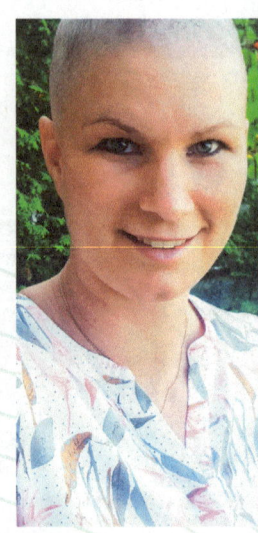

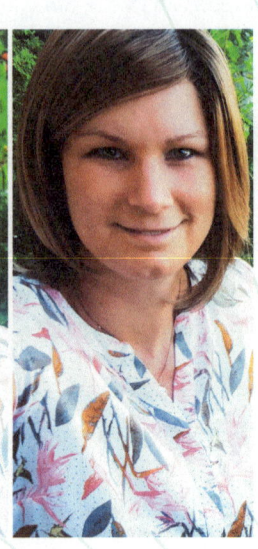

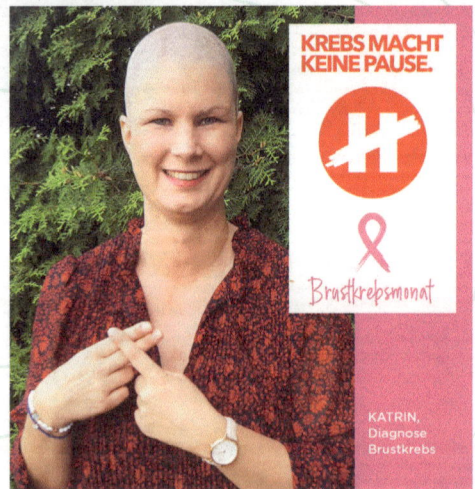

KREBS MACHT KEINE PAUSE.

Brustkrebsmonat

KATRIN,
Diagnose
Brustkrebs

© DKMS LIFE

Die Kampagne der DKMS LIFE zu unterstützen, war eine Herzensangelegenheit. Das private Shooting auf unserer Terrasse und der direkte Schritt in die Öffentlichkeit ohne Haare haben mir den Umgang mit meinem neuen Äußeren von 0 auf 100 erleichtert.

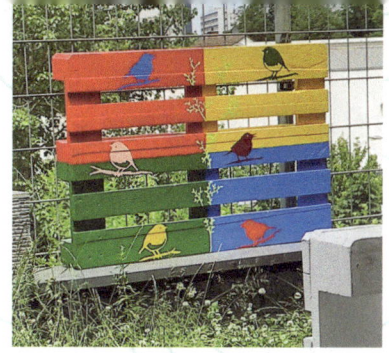

Handbemalte Frühstücksteller von mir als Weihnachtsgeschenk für Familie und Freunde. Diese drei Worte haben mich immer wieder motiviert und den Blick auf das Positive gelenkt.

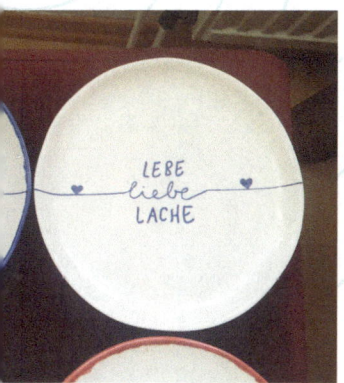

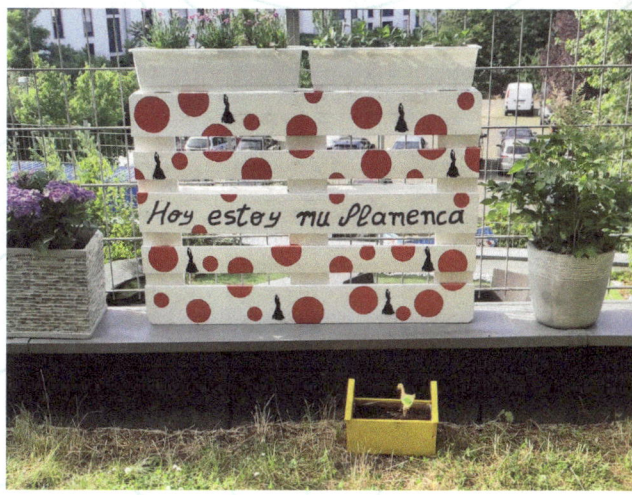

Motivationsspruch (übersetzt: Heute geht es mir gut!) und viel Farbe für unsere Terrasse. Danach ging's ans Bepflanzen.

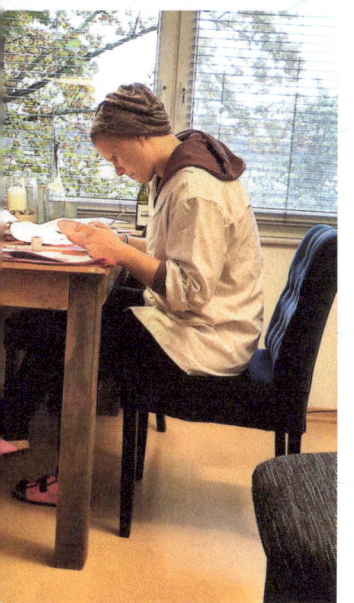

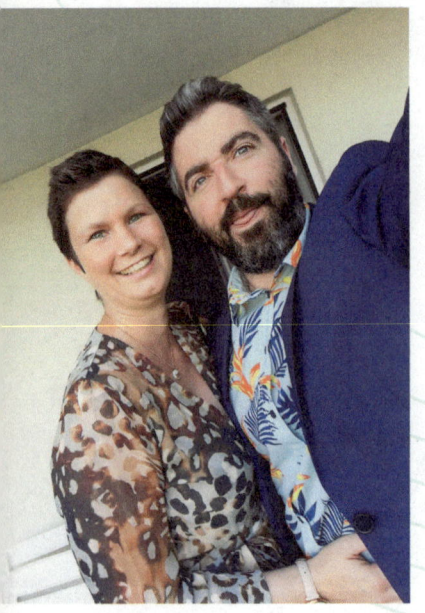

Juli 2021 – hier habe ich mich für die Hochzeit von ganz lieben Freunden erstmalig wieder „so richtig aufgebrezelt". Es war ein tolles Gefühl und ein Schritt weiter, mich und mein Körpergefühl wiederzuentdecken.

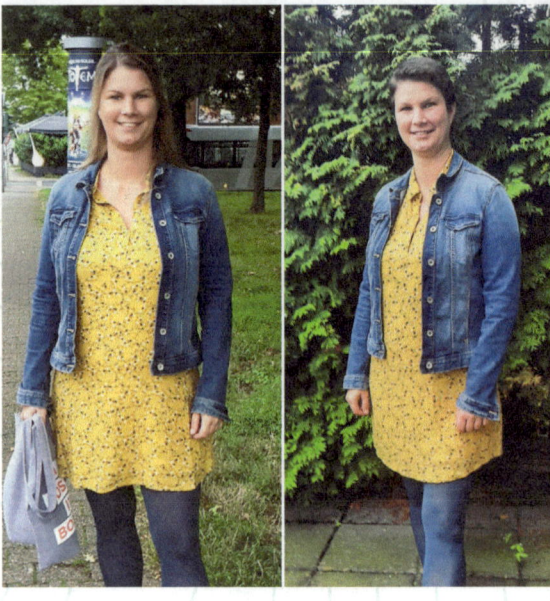

Wenn man solche Bilder sieht, fühlt es sich doch an wie zwei Leben. Da hat sich nicht nur die Frisur verändert – mein Geburtstag im September 2019 und 2021.

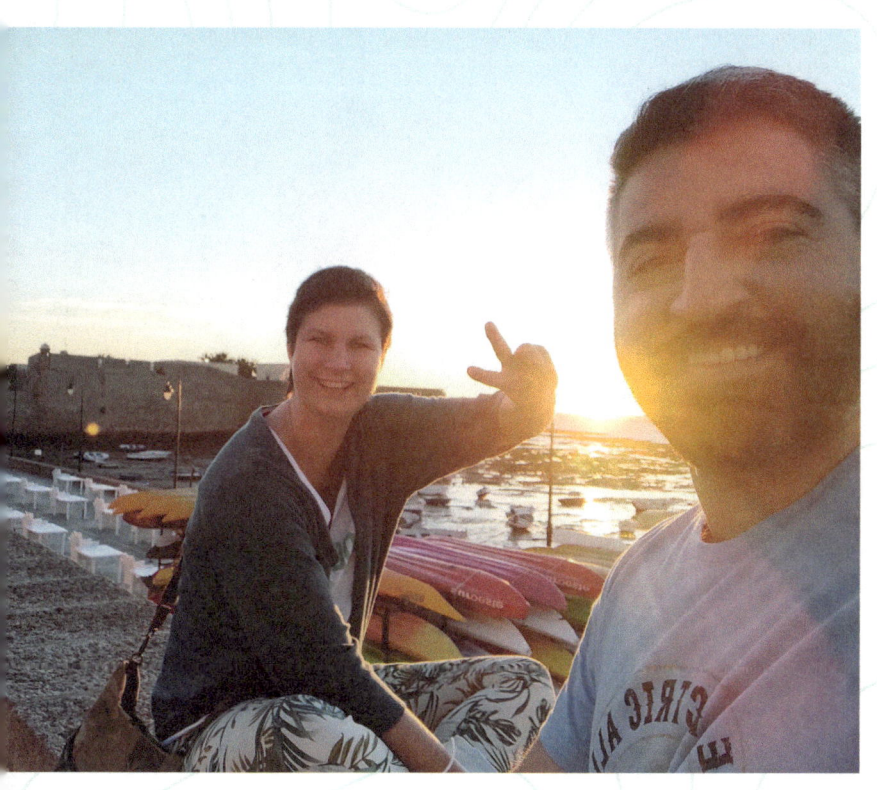

Mein erster Urlaub seit der Diagnose Brustkrebs.
Im Oktober 2021 ging es für Ignacio und mich
nach Cádiz zu unserer Familie.

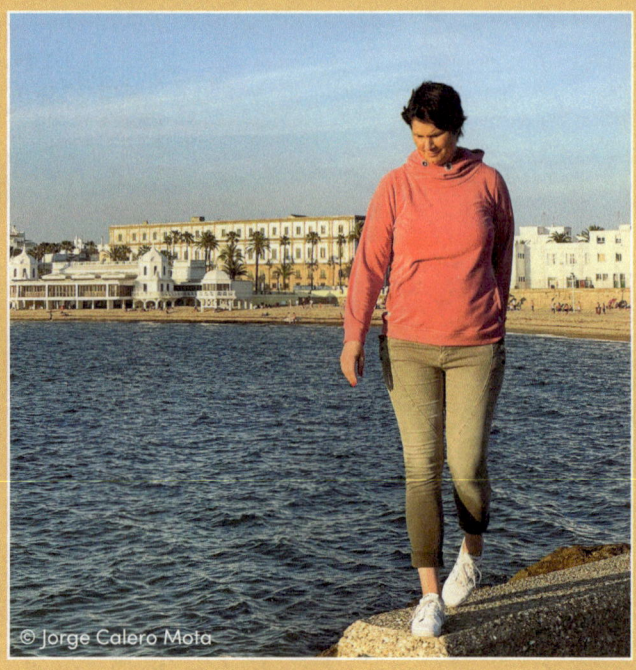
© Jorge Calero Mota

@valerie.molenda Positive Einstellung haben und behalten ist schon ohne Krebs gar nicht so leicht. Im letzten Jahr wurde ich oft gefragt, wie ich das mache bzw. gemacht habe. Ich habe auch schlechte Momente, aber eben nur Momente. Ich lasse mir von Rückschlägen oder auch der Diagnose Krebs nicht mein Leben „versauen". Ich habe immer wieder auch die schlechten Momente und Gedanken erwähnt, damit nicht das Gefühl aufkommt, dass ich „hier so durchmarschiere". Denn so war es nicht, auch wenn das viele in meinem Umfeld glauben. Auch mir geht es zwischenzeitlich schlecht. Ich finde es nur wichtig, immer wieder nach vorne zu schauen und den Fokus auf das Positive zu richten.

Text: Instagram, 3. Juni 2021

KAPITEL VIER

AUF DER ZIELGERADEN
KONTINUIERLICHE AUFBAUARBEIT

Was war die Erleichterung groß, als ich Mitte Dezember die letzte Chemotherapie hinter mich gebracht hatte. Unfassbar anstrengende 20 Wochen gehörten der Vergangenheit an. Ich weiß noch genau, wie mir nach der letzten Chemotherapie auf dem Weg nach Hause die Tränen liefen – vor Freude, Erleichterung und immens viel Stolz. In unserer Wohnung angekommen fragte ich Ignacio ungläubig, ob mir das alles wirklich passiert wäre. Es fühlte sich schon so kurz danach so unrealistisch an. Ich glaube, ihm ging es ähnlich.

Ich versuchte einerseits, die vier Wochen bis zur Operation und vor allem die Weihnachtsfeiertage zu genießen. Andererseits musste ich durchhalten, weiter gesund bleiben, durfte nichts riskieren. Im Dezember schürte die steigende Anzahl an Corona-Infektionen leider wieder meine Ängste. Wenn ich Zeitungsberichte las, dass an Kliniken Krebsoperationen verschoben wurden, weil die Intensivbetten durch COVID-19-Patienten belegt waren und das Personal überlastet war, zog sich mein Magen zusammen. Im Juli bei der Diagnose war dies ein Grund, weshalb ich mit meiner Brustkrebserkrankung nicht in ein großes Krankenhaus, geschweige denn ein Uniklinikum gehen wollte: groß, anonym und vor allem erhöhte Corona-Infektionsgefahr. Ich hoffte, dass in dem überschaubaren, auf Senologie spezialisierten Krankenhaus, in dem ich operiert werden sollte, kein Corona-Ausbruch stattfand. Dies hätte im Ernstfall zur Folge gehabt, dass das Krankenhaus vorübergehend isoliert worden wäre und man Operationen verschoben hätte.

Bis zu meiner OP bin ich nie davon ausgegangen, an meiner Brustkrebserkrankung zu sterben. Meine Ärztin im Brustzentrum hatte mir gesagt, dass ich geheilt werden könne, und an dieser Aussage hielt ich fest. Zudem hatte die Chemo- und Antikörpertherapie sehr gut angeschlagen – ein gutes Zeichen.

Erst als der chirurgische Eingriff näher rückte, dachte ich darüber nach, dass jede Operation ein gewisses Risiko birgt. Am Tag vorher unterschreibt man im Grunde, dass man über alle möglichen Komplikationen und Folgeschäden informiert wurde und diese in Kauf nimmt.

Emotional ließ ich den Gedanken zwar zu, dass eine gewisse Gefahr bestünde, nach der Operation nicht mehr aufzuwachen, aber ich versuchte fest an das Gegenteil zu glauben. Zudem war klar: *„Ich musste da durch. Es gab keine Alternative. Ich konnte es nicht ändern."* Warum sich also verrückt machen?

Einfacher gesagt als getan. Bei mir verstärkte das Nachdenken über den Tod zeitgleich die Ängste vor einem Rezidiv oder Metastasen. Ich fragte mich, ob ich wohl einer der Menschen wäre, die früh sterben würden. Ich dachte an die lieben Menschen, die ich kannte, die früh verstorben waren. Würde ich bald schon dazugehören? Ich weiß, dass keiner von uns vorhersehen kann, wann, wie und wo das Leben zu Ende geht und auf das „Warum" gibt es erst recht keine Antwort. Aber solche Fragen und Gedanken kommen immer wieder mal hoch. Sie gehen zum Glück auch wieder, aber für die Seele bedeuten sie sehr viel Arbeit.

Aufgrund der bevorstehenden Operation kümmerte ich mich nun endlich um solche Dinge wie Patienten- und Betreuungsverfügung. Etwas, das ich – und wahrscheinlich der Großteil von euch – schon „immer erledigen wollte". Meist muss es aber erst hart auf hart kommen, bis man endlich den Hintern hochbekommt. Zumindest war es in meinem Fall so.

Für meinen Mann, mit dem ich all die Dinge besprach, war die Situation sichtlich schwer. Mir war es aber wichtig, dass er wusste, wie ich zu lebenserhaltenden Maßnahmen stand und dass ich meine Organe im Ernstfall spenden würde (ich weiß gar nicht, ob Letzteres so kurz nach einer Chemo- und Antikörpertherapie möglich gewesen wäre). Wir versuchten beide, die Situation pragmatisch zu sehen, den Austausch zu den Unterlagen als Notwendigkeit. Da ich ihn mit möglichen Entscheidungen nicht alleine lassen wollte, laufen meine Verfügungen auf Ignacio und meinen Bruder. Wobei ich sicher bin, dass meine Familie im Ernstfall zusammenstehen würde. Glücklicherweise kamen die Unterlagen nicht zum Einsatz, denn sonst gäbe es weder diese Zeilen, geschweige denn das gesamte Buch. Aber die Dokumente liegen endlich fertig in einem Ordner und das ist ein beruhigendes Gefühl.

Die Operation verlief komplikationslos. Da ich kein Beruhigungsmittel genommen hatte, bin ich den kurzen Weg zur OP-Liege am Arm der Narkoseärztin gelaufen. Was sie mir erzählt hat – daran erinnere ich mich nicht mehr. Im OP-Saal sah ich über mir noch die klassischen grellen, runden Lichter wie in den Krankenhausserien an der Decke und die Silhouette einer Schwester, die sich gerade den Kopf- oder Mundschutz zuband. Weg war ich.

Die nächste Erinnerung ist im Aufwachraum. Meine Chirurgin stand zufällig gerade am Fußende meines Bettes, wahrscheinlich auf dem Weg zur nächsten Operation. Ich war OP Nummer zwei. An diesem Tag waren insgesamt fünf angesetzt.

Sie sagte zu mir, dass die Operation sehr gut verlaufen sei und im gleichen Augenblick fiel alle Anspannung, die ich vor der OP so sehr unter Kontrolle gehalten hatte, von mir ab und mir liefen die Tränen. Ich war erleichtert, dass ich nach der Narkose wieder aufgewacht war. An den Krebs oder das Aussehen meiner Brust dachte ich in diesem Moment noch nicht.

Bei mir wurde rechts eine subkutane Mastektomie durchgeführt. Das heißt, dass das komplette Brustdrüsengewebe entfernt wurde. Dies war erforderlich, da mein Tumor groß und nicht so gut vom gesunden Gewebe abgegrenzt war. Zudem war er durch die Chemo und Antikörper nicht komplett zurückgegangen – ich hatte nur eine Teilremission. Aber: Der

Teil-Rückgang des Tumors war immerhin weitaus größer, als die Ärzte erwartet hatten. Und das war sehr positiv. Bei mir wurde darüber hinaus die Brustwarze entfernt, da diese von innen vom Krebs erreicht worden war. Sie zu lassen hätte das Risiko von Resttumorzellen erhöht. Daher bin ich der Empfehlung meiner Ärztin gefolgt. Lymphknoten wurden insgesamt sechs entfernt.

Ich konnte die Vorgehensweise bei mir auf Basis der mir vermittelten Informationen nachvollziehen. Die Entfernung der Brustwarze war eine massive Veränderung, keine Frage. Aber ich wollte kein Risiko eingehen und musste mit dieser Entscheidung zukünftig zurechtkommen. Über die Mastektomie war ich sogar froh, da ich diese Option generell in Betracht gezogen hatte. Zu häufig habe ich von Rezidiven in derselben Brust nach brusterhaltenden Operationen gehört. Dass die operative Maßnahme notwendig war, hat mir Diskussion und vielleicht sogar Kostenübernahmefragen mit der Krankenversicherung erspart.

In der gleichen Operation wurde in die rechte Brust ein Silikonimplantat eingesetzt, da Eigengewebe laut meiner Ärztin nicht bestrahlt werden könne. Das Implantat gelte offiziell als Platzhalter, damit mein Anspruch auf Brustaufbau mit zum Beispiel Eigengewebe weiterhin bestehen bliebe. Es könne aber auch langfristig in meiner Brust bleiben.

———————————————— GUT ZU WISSEN ————————————————

Ich hatte Vertrauen zu meiner Chirurgin und konnte die Argumente für das operative Vorgehen nachvollziehen. Heute weiß ich, dass sie einzelne weitere Details selbst entschieden hat, beispielsweise, ob das Implantat über oder unter den Brustmuskel eingesetzt wird oder ob das Silikonimplantat eine raue oder glatte Oberfläche hat. Dies waren Themen, über die andere Frauen, die ich in der Anschlussheilbehandlung kennengelernt habe, ausführlich informiert worden waren und gemeinsam mit ihren Ärzten Entscheidungen getroffen haben.

Auch wenn ich persönlich nichts bereue, weil ich immer das Gefühl hatte, dass meine Chirurgin wusste, was sie tat – was ich damit sagen möchte, ist: Wenn man unsicher ist und weitere Meinungen hören möchte, sollte man dies auf jeden Fall in Anspruch nehmen. Neben anderen Fachärzten können auch Beratungsstellen für Brustkrebs oder Experten der Krankenkasse helfen. Ich habe in der Anschlussheilbehandlung einige Frauen erlebt, die mit dem Operationsergebnis unglücklich waren und erst durch den Austausch und die Vorträge in der Reha-Klinik von anderen Möglichkeiten erfahren haben. Daher würde ich jedem raten, sich bei Bedarf die Zeit zu nehmen und sich ausführlich zu informieren und beraten zu lassen. Es gibt nicht „den richtigen Weg", aber falls verschiedene Optionen oder Herangehensweisen zur Wahl stehen, kann man das für sich persönlich beste Vorgehen abwägen und wählen.

Über die Tage nach der Operation war ich wieder einmal sehr erstaunt: Ich hatte kaum Schmerzen und mein rechter Arm war beweglicher, als ich erwartet hatte. Schon am Tag nach der OP kam ein Physiotherapeut vorbei und zeigte meiner Zimmernachbarin und mir Übungen, mit denen wir die Dehnbarkeit beziehungsweise Beweglichkeit des Armes der operierten Seite trainieren sollten – ich kam mir vor wie in einem falschen Film. Aber: Das Bewegen funktionierte! Trotz frischer OP-Naht direkt in der Achselhöhle! Man durfte nicht übertreiben, da viele Nerven in Brust, Achsel und Arm während der Operation durchtrennt worden waren und erst wieder zusammenwachsen mussten und sich rund um das Implantat neues Gewebe bilden musste. Ich war jedoch von einem Schmerzlevel ausgegangen, dass nach entsprechenden Tabletten verlangt. Das war bei mir jedoch nicht der Fall.

KEINE BESUCHE ERLAUBT

Vielleicht fragt sich der eine oder andere, wie es zu Pandemie-Zeiten im Krankenhaus war? Mein Resümee lautet: auf der einen Seite doof, auf der anderen Seite aber auch ganz gut.

Herausfordernd war, dass ich am frühen Morgen einen Tag vor der Operation aufgenommen wurde und ab da keinen Besuch mehr empfangen durfte, auch nicht Ignacio. Ich war mit meinen Ängsten und Sorgen allein, für meine Ablenkung musste ich selbst sorgen. Ich hatte Musik, Zeitschriften und Bücher eingepackt, einen Fernseher am Bett gab es auch, aber jeder weiß, dass das nicht das Gleiche ist, wie eine vertraute Person, die einem die Hand hält.

Wir waren darauf vorbereitet und haben telefoniert – ob normal oder mit Video – aber das ersetzt keine physische Nähe. Und das gilt genauso für die Momente nach der Operation. Wenn man sich nichts sehnlicher wünscht, als ein vertrautes Gesicht zu sehen und eine Hand, die die eigene drückt.

Zum Glück hatte ich mit meiner Zimmergenossin eine supernette und herzliche Frau angetroffen, mit der ich schöne Gespräche führte. Uns trennten knapp dreißig Jahre Altersunterschied, aber genau das hat die Unterhaltung aus meiner Sicht so nett gemacht: Ich konnte in ihre Welt mit Tochter, Enkelinnen und zu pflegendem Vater eintauchen und sie entsprechend in die meine. Aus dem gesamten Behandlungsjahr ist sie eine der wenigen Weggefährtinnen, mit denen ich weiterhin Kontakt pflege. Solch ein gravierendes Erlebnis wie die jeweilige Brust-Operation verbindet auf eine gewisse Art.

Und damit kommen wir auch gleich zu dem, was ich „ok" fand an der Besuchsverbot-Situation aufgrund des Lockdowns: Wir hatten Ruhe. Im Zimmer durften wir höchstens zu zweit liegen und ich konnte mich voll und ganz auf mich und meine Regeneration konzentrieren. Mein Körper war ziemlich schlapp, ich hatte nervige Wunddrainagen an zwei Stellen im Körper und habe viel geschlafen. Durch das Kontaktverbot musste ich nicht wach bleiben oder gut aufgelegt sein, weil gerade Ignacio, meine Eltern oder Freundinnen da waren. Und wenn ich an meine Bettnachbarin denke – mit zwei aufgeweckten Enkelinnen! Das wäre bestimmt ein ziemlicher Besuchertrubel geworden – und das meine ich nicht böse.

Am Ende waren es von der Aufnahme bis zur Entlassung auch nur sechs Tage – fünf Tage im Krankenhaus und am sechsten stand vormittags schon die Entlassung an. Diese Zeitspanne ließ sich mit Telefonaten und Videoanrufen überbrücken.

DEN SORGEN RAUM GEBEN

Obwohl ich die Operation besser als erwartet überstanden hatte und nicht unter Schmerzen litt, hielt die Erleichterung bei mir nur kurze Zeit an. Denn es begann eine für mein Empfinden anstrengendere, eingeschränktere, schwierigere Phase meiner Genesung. Ja, richtig gelesen. Ich empfand sie sogar belastender, herausfordernder als die vorangegangene Chemotherapie. Warum das so war? Ich glaube, weil nach der Operation mehrere Tonnen Last von meinen Schultern genommen worden waren und meine Psyche plötzlich viel Zeit und Raum hatte, sich aus dem Vakuum, in dem sich alles um Chemotherapie und Operation gedreht hatte, herauszuwagen. Ich konnte anfangen zu verarbeiten, zu verstehen und zu akzeptieren. Dazu zählten nicht nur die Krebserkrankung und bisherigen Behandlungen. Ziemlich Schlag auf Schlag kamen belastende Details über meine Therapie nach der Operation (adjuvante Therapie), Rückschläge in meiner Konstitution sowie Selbstzweifel hinzu. Und dann waren da noch die Einschränkungen durch die Corona-Pandemie, die eine Rückkehr in einen einigermaßen normalen Alltag enorm erschwerten, beziehungsweise vorerst unmöglich machten.

THERAPIEBAUSTEINE IM ANGEBOT? HER DAMIT!

Nach der Operation fragte ich mich, wie es jetzt wohl weiterginge. Welche wären die nächsten Behandlungsschritte? Warten war angesagt, denn das Ergebnis der pathologischen Untersuchung des entnommenen Brustgewebes brauchte ein paar Tage Zeit. Als mir das Ergebnis und weitere Vorgehen bei der ersten Kontrolluntersuchung nach der Krankenhausentlassung mitgeteilt wurden, war ich geschockt. Einzelnes war im Vorfeld schon angesprochen worden, aber das jetzt alles noch einmal „eine Schüppe draufbekam" – darauf war ich nicht vorbereitet gewesen:

→ Statt der Gabe von einem reinen Antikörper musste es bei mir das **Antikörper-Konjugat** T-DM1 sein – ein Antikörper kombiniert mit einem Zytostatikum, also einer Chemo. Plus wieder Kortison. Wumms! Als

Infusionen in der onkologischen Tagesklinik. Insgesamt 14-mal alle drei Wochen – das bedeutete zirka zehn Monate, bis etwa Anfang November 2021. Grund dafür waren minimale Tumorreste im entnommenen Brustgewebe, die bei der pathologischen Untersuchung nachgewiesen wurden. Ich fühlte mich einerseits erschlagen und dachte an schwerere Nebenwirkungen durch den Chemoanteil. Überlegte, ob meine Haare dann vielleicht weniger gut nachwachsen oder sogar erneut ausfallen würden? Andererseits fragte ich mich, wie gebunden ich dadurch bin – alle drei Wochen in die Tagesklinik zu müssen... Waren vier Wochen Anschlussheilbehandlung möglich? Und die Idee, „vier Wochen einfach mal raus" nach dem ganzen Schlamassel? Direkte Sonneneinstrahlung gehörte durch Kortison und Chemo auch erst einmal weiterhin zu den Don'ts. Ich würde alles danach ausrichten müssen. Die Aussicht schnürte mir im ersten Moment die Luft ab.

→ Bei der **Bestrahlung** ist es bei den von mir erwarteten 28 Einheiten geblieben. Darauf war ich vorbereitet. Aber dann: Bei mir sollte nicht nur die rechte Brustwand bestrahlt werden (Brustdrüsengewebe war ja keines mehr vorhanden), sondern zudem die Lymphabflusswege im rechten Achselbereich, zwischen den Brüsten und unter dem Schlüsselbeinbereich rechtsseitig. Alles für eine höhere Sicherheit, da auch die entnommenen Lymphknoten minimale Tumorreste aufwiesen. Noch ein „Wumms"! Und der nächste folgte nicht viel später: Eigentlich wäre mein Herz aus der Gefahrenzone der Bestrahlung heraus gewesen, da ich rechtsseitig bestrahlt werden musste. Darüber hatte ich mich im Vorfeld richtig gefreut. Aber es gab noch die Lymphabflüsse zwischen den Brüsten. Und für diese lag mein Herz „zu mittig" beziehungsweise mittiger als bei anderen Menschen. Um möglichen Schäden am Herzen durch die Bestrahlung vorzubeugen, wurde bei mir daher atemgetriggert bestrahlt. Objektiv gesehen war das kein Drama. Im Gegenteil. Es war sehr gut, dass so genau kontrolliert wurde, wie die Bestrahlung am besten ablaufen konnte. Subjektiv gesehen war es aber schon ein Fluch, dass ich jedes erhöhte Risiko mitzunehmen schien.

→ Auch die **Antihormontherapie** fiel am Ende umfangreicher als erwartet aus: Von meiner Mutter kannte ich die Behandlung mit Tamoxifen und bin naiverweise davon ausgegangen, dass ich auch „nur" dieses Medikament in Tablettenform erhalten würde. Ich befand mich aber mit Anfang vierzig vor den Wechseljahren. Daher standen für mich zwei fette Medikamente auf dem Plan: Tamoxifen und ein sogenanntes GnRH-Analogon. Wumms! Beide Medikamente sind in Hinblick auf die möglichen Nebenwirkungen nicht schön. Plakativ habe ich dahingehend immer Osteoporose im Kopf und vor allem den Verlust von Sehkraft, der mich sehr ängstigt (ich habe sowieso schon nur ein gutes Auge). Außerdem bedeuten beide Medikamente Wechseljahresbeschwerden und die Hitzewallungen, die ich durch die Chemo bereits erlitten hatte, waren kein Zuckerschlecken. Und: Tamoxifen nimmt man als Tablette ein. Check. Aber das GnRH-Analogon erhalten viele monatlich, einige alle drei Monate als Injektion beim Arzt. Wieder Orga, Orga, Orga und eine gewisse zeitliche Abhängigkeit...

GUT ZU WISSEN

Ich habe nach einem Jahr etwa begonnen, mir die Spritze (das GnRH-Analogon) selbst zu setzen. Immer wieder fiel der Termin für die Injektion auf Feiertage oder in Urlaube. Zudem musste ich erst das Rezept holen, dann die Spritze in der Apotheke bestellen, sie am nächsten Tag abholen und wieder zur Gynäkologin, um mir die Spritze geben zu lassen. Das war mir zu viel Rennerei. Entgegen vieler Erfahrungsberichte im Internet habe ich nach der Spritze nie einen Bauch mit blauen Flecken gehabt und obwohl es eine große Nadel ist, tat die Injektion nicht weh. Mit diesem Wissen konnte ich die Hemmschwellen überwinden und habe zwei Selbstversuche unter Beobachtung in der Praxis meiner Gynäkologin vorgenommen, die gut geklappt haben. Seitdem gebe ich mir die Spritze selbst.

Das alles zusammengenommen hat mich ziemlich belastet. Ich hatte das Gefühl, alles, was man sich an Therapie einheimsen konnte, „mitzunehmen". Nichts auszulassen. Ich machte mir plötzlich viele Gedanken zu möglichen Nebenwirkungen – und dachte erstmals vor allem über Langzeit- und Spätfolgen nach. Während der Chemo- und Antikörpertherapie stand das Hier und Jetzt im Vordergrund. Ich versuchte mich nicht verrückt zu machen und die Nebenwirkungen so anzunehmen, wie sie kamen – meist war klar, dass sie irgendwann wieder abklingen würden.

Jetzt fragte ich mich, ob ich zehn Jahre mit Hitzewallungen leben müsste? Was würde ich machen, wenn sich meine Sehkraft verschlechterte? Was, wenn die Gelenk-, Nerven- und Muskelschmerzen, die ich durch die Antikörper hatte, blieben? Oder sich durch die zusätzliche Antihormontherapie verstärkten? Ich habe auch nach Alternativen gesucht: Gibt es andere Behandlungsmöglichkeiten? Was ist, wenn ich das nicht alles durchführen lasse – kommt der Krebs dann eher zurück? Welche Maßnahme senkt denn inwiefern noch zusätzlich mein Rückfall-Risiko? Ist es das wert, das alles zu durchlaufen? Was, wenn meine Lebensqualität zu sehr unter all den Medikamenten leidet?

Nach den neuen Informationen zum weiteren Behandlungsverlauf fing ich an online zu recherchieren – und entgegen meiner eigenen Empfehlung und Vorsätze las ich Erfahrungsberichte. Vielleicht hatte ich zu viel Zeit? Vielleicht war ich verunsichert? Vielleicht hatte ich das Gefühl, zu wenig über die neuen Therapiebausteine zu wissen? Ich weiß es nicht genau. Was ich weiß: Speziell bei der Antihormontherapie ist es keine gute Idee auf den Frage-Antworten-Portalen zu schauen. Es scheint leider viele Frauen zu geben, die diese nicht gut vertragen.

Die adjuvante Therapie lässt zudem den Spielraum, selbst entscheiden zu können – und vor allem auch zu müssen! Chemo und Operation waren „gesetzt". Da gab es keine Diskussion, wenn ich leben wollte. Jetzt dienten alle Maßnahmen zur weiteren Absicherung und zur Senkung des Rezidiv-Risikos. Sie waren vorsorglich, präventiv. Man erhält oder sieht kein direktes Ergebnis. Man sieht nicht, wie sich beispielsweise ein Tumor durch eine Chemotherapie verkleinert. Im besten Fall sind gar keine Krebszellen mehr in meinem Körper. Waren die Behandlungen daher notwendig? Standen Neben- und Langzeitwirkungen im Verhältnis zum Nutzen?

Ich habe versucht, es mir erklären zu lassen, und habe auch einige

Studien gelesen. Am Ende sind es aber alles Statistiken. Ich werde nie wissen, was welchen Effekt bewirkt oder eben nicht bewirkt hat.

Nach langem Hadern mit der Situation habe ich für mich herausgefiltert und entschieden, dass die Therapiebausteine bei meiner Brustkrebserkrankung sinnvoll sind. Ich konnte nachvollziehen, warum ich das Antikörper-Konjugat und Kortison bekommen, warum mehrere Stellen bestrahlt werden und warum ich beide Antihormon-Präparate erhalten sollte. Vor allem aber habe ich gespürt, dass es für mich keine Alternative gibt, als die Behandlungen auszuprobieren und im besten Falle durchzuziehen.

Ich brauche das Gefühl, alles getan zu haben, um ein Wiederauftreten des Brustkrebses zu vermeiden. Ich bin solch ein Mensch, der sich später nichts vorwerfen müssen möchte. Und sollten Beschwerden zu stark werden, bestünde immer noch die Möglichkeit für einen Abbruch oder Medikamentenwechsel.

Die Auseinandersetzung, die Sorgen und Ängste waren ein Auf und Ab der Gefühle und es waren einige Wochen voller Zweifel (mit der Bestrahlung startet man frühestens sechs Wochen nach der Operation, um der Wundheilung Zeit zu geben). Aber all das hat mir geholfen, den für mich richtigen Umgang und Weg mit meiner Situation zu finden.

GUT ZU WISSEN

Ich bin vor meiner eigenen Erkrankung davon ausgegangen, dass bei einer Mastektomie die Bestrahlung der Brust/Brustwand nicht mehr erforderlich sein würde. Dies ist generell jedoch nicht richtig, sondern hängt von dem individuellen Behandlungsverlauf und -erfolg ab. Bei mir war für eine Bestrahlung ausschlaggebend, dass nach der OP noch Tumorreste im Brustgewebe sowie den Lymphknoten (meine Lymphknoten gelten jedoch nicht als metastasiert, da die Tumorreste minimal waren) nachgewiesen wurden. Die Bestrahlung diente zur weiteren Absicherung, um möglicherweise verbliebene Krebszellen zu zerstören.

Der eigene Anspruch. – Ich hatte die Erwartung, dass es nach der Operation nur noch bergauf gehen könnte. Ich kontinuierlich fitter werden würde. Ich wieder in meinen Körper zurückfände. Befand ich mich doch auf der Zielgeraden meines Marathons – oder etwa nicht?

In meinem Fall ging meine körperliche Verfassung (in Übereinstimmung mit meiner Psyche) ins Gegenteil über. Die Wochen nach der Operation fühlte ich mich schwächer als zuvor. Die Schmerzen in den Gelenken, Muskeln und Nerven nahmen zu, mehr als eine Dreiviertelstunde spazieren gehen bekam ich nicht mehr hin. Danach fühlten sich meine Beine wie Wackelpudding an und ich hatte oft das Gefühl, dass sie mich nicht mehr sicher nach Hause tragen würden. Die körperliche Schwäche empfand ich als herben Rückschlag. Und ich verstand es auch einfach nicht. Walken, Yoga und ein paar Konditionsübungen in den eigenen vier Wänden, mit denen ich nach und nach beginnen wollte – all das rückte in weite Ferne. Ich traute mir und meinem Körper immer weniger zu. Ich verlor das Vertrauen in ihn.

Hinzu kam die stärkere soziale Isolierung in den Wintermonaten: Januar, Februar, März – eine erneute Hochphase an Corona-Infektionen und breiter Lockdown, Kontaktverbot, Ausgangssperren… Treffen bei Spaziergängen waren kaum möglich – aufgrund meiner Konstitution und des Wetters, das nicht mehr mitspielte. In geschlossenen Räumen vermied ich weiterhin fast alle Kontakte. Das bedeutete mehr Zeit zum Nachdenken und Sinnieren, mehr Zeit für Frustration und Depri-Stimmung, mehr Zeit dafür, einfach mal alles schlimm zu finden.

Auf der einen Seite war mein körperliches Befinden in den ersten Wochen auf die Operation zurückzuführen. Einen solchen Eingriff und die Auswirkungen auf den gesamten Körper darf man nicht unterschätzen. Auf der anderen Seite musste ich wohl oder übel verstehen, dass mit Chemo & Co. noch nicht alles durch war und Genesung nicht immer linear vonstattengeht. Es kam noch einiges auf mich zu – darunter auch Rückschritte, Umwege und Durststrecken. Das alles würde seine Zeit brauchen. Geduld war gefragt und diese Eigenschaft gehört leider nicht zu meinen Stärken.

Meine Onkologin und ich sind uns sehr sicher, dass die Schmerzen auf die Anti-körpertherapie zurückzuführen sind. Sie sind die häufigste und klassischste Neben-wirkung. Ich hatte kurz vor der Operation noch eine Antikörper-Gabe erhalten und danach im 3-Wochen-Rhythmus gleich mit dem Antikörper-Konjugat T-DM1 ange-knüpft. Grundlegend gehe ich davon aus und hoffe darauf, dass sie nach Therapie-ende abklingen. Es bestehen dahingehend gute Chancen.

Im Moment (ein halbes Jahr nach der letzten Antikörpergabe) sind die Schmerzen bei mir weiterhin vorhanden. Der Körper muss sich jedoch auch erst einmal regenerie-ren. Zudem gibt es bei mir zusätzlich die laufende Antihormontherapie, die ebenso Ursache für die Schmerzen sein kann. Daher übe ich mich in Geduld, versuche viel Sport zu treiben und auch Dinge wie Akupunktur und Physiotherapie auszuprobieren.

Vielleicht für den ein oder anderen eine wichtige Info: Das Thema Akut-Durchfall trat unter T-DM1 nicht auf! Das hätte ich aber auch keine zehn Monate mitgemacht.

Die Erwartung der anderen. – Hier liegt rückblickend eine Überreaktion und Fehlinterpretation meinerseits vor. Trotzdem möchte ich meine da-maligen Gefühle nicht verheimlichen, weil es sowohl Betroffenen als auch Angehörigen und Freunden helfen kann. Denn es gibt Aussagen, die nicht böse gemeint sind, die man als Krebspatientin aber nicht hören möchte.

Ich fühlte mich zum einen von meinem Umfeld teilweise plötzlich allein gelassen. In den ersten Monaten nach der Diagnose, während der Chemo und bei der Operation, erfuhr ich so viel Fürsorge und Anteilnahme – das war aus meiner Sicht nach der Operation viel weniger.

Ich weiß heute mit Abstand, dass es nicht so war. Dass vor allem die Pandemie, die reduzierten Möglichkeiten sich zu treffen, zu diesem Gefühl beigetragen haben. Darüber hinaus gibt eine Chemotherapie wöchentlich Anlass, viel Glück zu wünschen oder nachzufragen, wie es gelaufen ist, wie es einem geht. Nach der Operation gab es bei mir abgesehen von der

Antikörpertherapie alle drei Wochen bis zur Bestrahlung erst einmal keinen Therapieschritt, der stattfand. Und dass dann weniger Anrufe oder WhatsApp erfolgten, war vollkommen in Ordnung. Zudem war ich auch nicht der Mittelpunkt der Welt – und wollte es zu einem späteren Zeitpunkt dann auch nicht mehr sein. Jeder hatte seinen Alltag und mal mit mehr oder weniger eigenem Stress und Herausforderungen zu kämpfen.

Das subjektive Gefühl, vergessen zu werden, schürte bei mir jedoch wiederum die Annahme, dass mein Umfeld von mir einen plötzlichen Switch auf „Normal-Modus" und „Gesund" erwartete. Ich hatte das Gefühl, nicht sagen zu können, wie es mir tatsächlich ging. Dabei befand ich mich in meiner persönlichen Wahrnehmung nun mal in einer der schwierigsten und bedrückendsten Phasen meiner Genesung.

Deshalb tat es weh, wenn Einzelne meinten, dass ich mit Chemo und Operation das Heftigste meiner Therapie überstanden hätte und alles Weitere „jetzt easy durchzustehen sei". Das waren leichtfertig und unbedacht ausgesprochene Sätze, die keinerlei bösen Hintergedanken hatten. Sie sollten mich aufbauen und motivieren. Sie trafen in den Momenten nur leider auf meine Situation nicht zu, zumindest subjektiv nicht. Dass das jemand, der nicht betroffen und in meiner Situation war, nicht wissen, erahnen oder verstehen konnte, ist mir heute völlig klar. Ich glaube zudem, dass auch ich erst erkennen musste, warum ich einen Stich im Herzen fühlte: weil es eben nicht „easy" und kein richtiger Abschluss in Sicht war. Weil die weitere Behandlung voraussichtlich ein Jahrzehnt andauern würde. Weil ich mit Ängsten und Beschwerden zu leben lernen musste. Weil ich mich gerade selbst erst im Prozess des Verstehens und Verarbeitens meines Schicksals befand. Hätte ich das alles früher erkannt und in Worte fassen können, wären diese Gefühle vielleicht gar nicht aufgekommen.

Das alles führte leider dazu, dass ich mich unverstanden fühlte, wenn ich versuchte, meine Sorgen und Nöte zu vermitteln. Ich fühlte mich nicht ernst genommen, wenn ich meine Ängste vor den weiteren Behandlungen oder meine Beschwerden im Alltag äußerte. Ich war bisher so positiv eingestellt gewesen und durch die Therapie gegangen – da musste doch auch mir ein wenig Selbstmitleid erlaubt sein, oder? Statt gutem Zureden (für mich damals ein Schönreden der Situation) wünschte ich mir Zustimmung: „*Ja, du hast recht. Das ist gerade echt schwierig. Ich kann dich verstehen.*" Ich wiederum hätte mein Bedürfnis wahrscheinlich nur geradeheraus einfordern müssen: „*Verfluch' doch einfach mal mit mir die Welt! Und diesen verdammten Krebs! Auf Positiv schalten können wir morgen wieder.*"

Was in Momenten, in denen ich beispielsweise über meine Gelenkschmerzen klagte, daneben war, waren Sätze wie: „*Ach, die habe ich auch.*" oder „*Du bist eben auch nicht mehr die Jüngste.*" oder „*Willkommen im Club.*" Auch hier ist mir klar, was mein Gegenüber vermitteln möchte, und dass die Sprüche nicht böse gemeint waren. Wir bekommen mit dem Alter alle unsere Zipperlein. Aber ich war als sehr, sehr gesunder und beschwerdefreier Mensch an Krebs erkrankt. Das alles war neu und vieles mit Anfang 40 einfach auch ein wenig zu früh.

Diese Phase hielt insgesamt zum Glück nicht allzu lange an. Ich würde sogar behaupten, dass es eher immer wieder einzelne Momente waren, in denen ich so fühlte oder dass es eine kurzfristige Reaktion auf ein Ereignis war. Trotzdem haben mich diese Gefühle sehr beschäftigt. Mit Ignacio hatte ich dabei einen wunderbaren „Neutralisator", der mir immer wieder auch die Situation der anderen widerspiegelte, in der diese sich befanden. Das half mir sehr, nicht zu tief in negative Gefühle und Gedanken abzurutschen.

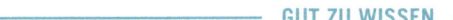 GUT ZU WISSEN

Selbstmitleid ist erlaubt! Bei allem positiven Denken und Optimismus hat jeder Mensch schwere Momente. Momente, in denen einem einfach alles zu viel wird, in denen man einfach alles richtig schlimm findet. Momente, in denen man sich das „Früher" und die Unbeschwertheit zurückwünscht. Ich habe es erst lernen müssen, aber es tut so gut einfach mal zu sagen: „Heute geht's mir schlecht. Und das ist in Ordnung, denn das Schicksal hat mich schon ordentlich gelinkt."

Fehlende Normalität. – Es ist an einigen Stellen schon angeklungen, aber der Lockdown tat das Seinige zu meiner Stimmungslage Anfang 2021 dazu. Ich wünschte mir so sehr Fortschritte in meiner Genesung und körperlichen Verfassung nach der Krankenhausentlassung, dass es umso schwerer für mich war, die Einschränkungen durch die Corona-Pandemie zu akzeptieren. Weder mein Körper noch mein Alltag hatten irgendetwas von „Normalität". Ich glaube, dass dieser Aspekt zu diesem Zeitpunkt sehr viel Einfluss auf meine Verfassung hatte und einige Schritte vorwärts beim Gesundwerden verzögert hat. Mit mehr Möglichkeiten (Freizeitgestaltung, Ablenkung, Sport...) hätte ich mich vielleicht etwas früher wieder aus meiner „Schonhaltung" herausgewagt, hätte mir und meinem Körper schneller mehr zugetraut, wäre unter Menschen gekommen und hätte alltägliche Unternehmungen gemacht. Dahingehend hat eigentlich erst die Anschlussheilbehandlung für eine Veränderung gesorgt.

KREBS BEDEUTET MEHR ALS CHEMO & CO.

In dieser Phase war der Austausch mit meiner Psychoonkologin Gold wert. Mit ihr konnte ich wertfrei über meine Gedanken, Zweifel und Ängste sprechen. Sie hat mir manche der medizinischen Aspekte noch einmal ausführlicher erklären können. Sie hat mit mir Reaktionen aus meinem Umfeld gespiegelt, manchmal hat sie mich in deren Rolle versetzt.

Sie hat keine Ratschläge gegeben, sondern vor allem einen möglichen Umgang mit solchen Fragen, Ängsten und Situationen aufgezeigt. Denn all die Gedanken, Unsicherheiten und das Schwarzmalen – all das ist erlaubt! Wir sind durch die Krankheit (und 2020/21 zusätzlich durch die Corona-Pandemie) einer solchen Belastung ausgesetzt, dass es ein Wunder wäre, wenn wir niemals jammern oder verzweifeln würden. Dass alles einfach mal richtig doof ist – das ist menschlich. Das gehört dazu. Wir dürfen in solchen Momenten nur nicht stecken bleiben, nicht darin verharren. Wir müssen unseren eigenen, individuellen Weg finden. Wir müssen sie nutzen, für uns, für unsere Entwicklung, für unser Leben.

Ich glaube, meine hier offengelegte Gefühlswelt zeigt deutlich, wie wichtig es ist, zu verstehen, dass Krebs nicht nur die Behandlung mit Chemotherapie, Bestrahlung & Co. bedeutet. Die Erkrankung bedeutet für Betroffene eine lange und intensive innere Auseinandersetzung – mit sich selbst, mit der Erkrankung sowie mit allem Drumherum. Sie bedeutet mentale und psychische Arbeit, die manchmal schwieriger ist als die medizinische Behandlung. Und sie dauert. Sowohl wir Betroffene selbst als auch die Mediziner und unser privates Umfeld übersehen und unterschätzen das häufig.

WIEDER AUF KURS

Mit Beginn der Bestrahlung etwa acht Wochen nach der Operation waren meine Probleme noch nicht alle bewältigt, aber ich hatte mich mit den Umständen „angefreundet" und endlich wieder regelmäßig etwas „zu tun": Es ging mit meinem Behandlungs- und Genesungsprozess weiter. Es gab wieder ein Etappen-Ziel, auf das ich hinarbeiten konnte.

Da das Strahleninstitut nur etwa zehn Autominuten von meiner Wohnung entfernt lag und es dort Parkmöglichkeiten gab, habe ich die täglichen Fahrten alleine in Angriff genommen. Das gab mir das Gefühl, ein klitzekleines Bisschen an Autonomie und Normalität in meinem Leben zurückzuerobern. Dazu muss man wissen, dass ich während der gesamten Chemo kein Auto gefahren bin, erst nach Beendigung bin ich über Weihnachten eine Autostunde bis zu meinen Eltern gefahren. Nach der Operation konnte ich die ersten Wochen wieder nicht fahren, um die Wundheilung nicht zu gefährden.

Meine Termine fanden durchgehend um 7.45 Uhr statt. Zunächst fand ich das überaus früh, schnell merkte ich aber: freie Parkplätze, kaum hingesetzt erklang schon über den Lautsprecher das freundliche: *„Frau Lange in Kabine Sieben bitte. Frau Lange, in Kabine Sieben."* So hatte ich morgens die Pflicht bereits erfüllt und konnte den Rest des Tages mit der Kür frei gestalten.

Insgesamt verlief die Bestrahlung bei mir recht unspektakulär: Außer Müdigkeit und der üblich bräunlichen Verfärbung der Haut an den bestrahlten Stellen hatte ich keinerlei Nebenwirkungen. Meine Haut hat null Reizungen oder Verbrennungen gezeigt – damit hatte ich nicht gerechnet. Nach der Hälfte der Termine zogen sich die insgesamt fünfeinhalb Wochen etwas in die Länge, aber das ist nicht ungewöhnlich, würde ich sagen. Hier ging es noch einmal mit einer gewissen Anspannung darum, alle Bestrahlungstermine möglichst am Stück ohne Pausen durchzuziehen, und da sehnt man sich das Ende irgendwann herbei.

GUT ZU WISSEN

Das sogenannte Atemgating bei der Bestrahlung (atemgetriggerte Bestrahlung) wird eigentlich bei linksseitigem Brustkrebs eingesetzt, um das Herz größtmöglich zu schonen. Bei mir kam es wegen der Bestrahlung der Lymphabflusswege im Brustkorbbereich und der ungünstigen Lage meines Herzens zum Einsatz.

Wenn man die Technik richtig erklärt bekommt, ist es einfach. Bei mir lag ein Kommunikationsproblem vor und wenn ich bei der achten Bestrahlung nicht gefragt hätte, ob ich alles richtig mache und ob es gut laufe – ich weiß nicht, ob mich jemand aufgeklärt hätte. Denn es gab ein Missverständnis, aufgrund dessen es für die durchführenden Strahlentherapeuten alles etwas aufwändiger war und zeitlich länger. Erst auf meine Nachfrage hin erklärte man mir sehr vorsichtig, was ich vielleicht und möglicherweise anders beziehungsweise besser machen könnte. Ich bin erst etwas verwirrt nach Hause gegangen, habe dann die neuen Informationen zu deuten versucht und es beim nächsten Mal so gemacht, wie ich das Feedback für mich interpretiert hatte. Und: Plötzlich waren alle begeistert! Kamen nach Ende der Bestrahlung in den Raum und lobten mich in den höchsten Tönen. Ziemlich verdattert meinte ich dann nur: *„Das war ein Missverständnis durch die Art und Weise, wie mir der Ablauf beim Üben erklärt wurde. Gut, dass wir gesprochen haben."*

Tja, ab sofort lief es runder und ich war jedes Mal noch schneller wieder aus dem Strahleninstitut raus als zuvor. Und wie man wieder einmal sieht: Fragen, fragen, fragen und sich nicht auf die Proaktivität der Fachleute verlassen!

EIN UNWORT AUS 2020/21: IMPFEN!

Es wurde viel über die Corona-Impfung diskutiert, die Wirkstoffe gepriesen und wieder herabgelobt, die Priorisierung der Menschengruppen infrage gestellt. Ich empfand die Gespräche darüber aufgrund meiner eigenen Situation teilweise sehr bedrückend. Ich wollte als Risikopatientin keinen Groll oder Impfneid entwickeln, aber es war schon hart, zu erleben, wie langsam die Immunisierung in den Anfangsmonaten von 2021 voranschritt. Ich habe mich zwischendurch gefragt, warum Risikopatienten in der Priorisierung für mein Empfinden „so weit hintenangestellt" wurden. Ich glaube, viele krankheitsbedingt gefährdete Menschen waren nicht weniger isoliert über die Monate hinweg – es war schon ein volles Jahr – als manch ältere Menschen, die die am höchsten priorisierte Risikogruppe bildeten. Und als dann gewisse Gruppen aufgrund des Berufes auch noch vorgezogen wurden, musste ich mich ziemlich zusammenreißen. Ich versuchte, jedem seine Impfung zu gönnen, aber wenn einen die eigenen Ängste zwischendurch übermannen, ist das nicht mehr so einfach. Ich mied daher ab irgendeinem Zeitpunkt Gespräche über das Thema, denn ich wollte Corona nicht die Macht geben, auch noch Schatten auf Freundschaften von mir zu werfen. Ich war mir sicher, dass diese unschönen Gefühle wieder weggingen, wenn sich die Pandemie endlich entspannen würde.

──────────────── GUT ZU WISSEN ────────────────

Meine Gynäkologin hatte mich vor Start der Chemotherapie noch gegen Tetanus geimpft. Sie meinte damals, dass während der Chemo keine Impfungen möglich seien. Das ist laut meiner Onkologin nicht richtig. Sie war da viel entspannter und sagte, dass es immer auf die Art der Impfung ankäme – ob Aktiv- oder Passiv-Impfung. Ich konnte mich trotz der Gabe des Antikörper-Konjugats impfen lassen und habe auch von vielen in der Tagesklinik gehört, die mitten in der Chemo steckten, dass sie geimpft wurden. Man sollte nur schauen, falls Nebenwirkungen auftreten, dass man eine Impfung nicht kurz vor der Chemo-Gabe erhält, um diese nicht verschieben zu müssen.

Bei mir war ein Impftermin gar nicht so einfach zu planen. Ich befand mich noch mitten in der Strahlentherapie, als im März langsam meine Gruppe drankommen sollte. Das Ende der Bestrahlung sollte ich abwarten, um aufgrund von Nebenwirkungen nach der Impfung nicht mit der Behandlung aussetzen zu müssen. Zudem erhielt ich alle drei Wochen eine Infusion in der onkologischen Tagesklinik. Dahingehend war zu schauen, dass die Impfung nicht kurz vorher stattfand, um zu verhindern, dass die Infusion aufgrund von Nebenwirkungen verschoben werden musste. Und es stand die Anschlussheilbehandlung an, deren Starttermin in einem gewissen Zeitrahmen liegen muss (und zudem nach der Infusionsgabe zu terminieren war, da keine Reha-Einrichtung während der Corona-Pandemie Chemo oder Antikörper verabreichte). Ihr könnt euch vorstellen: Unter all diesen Umständen ist es nicht mehr so einfach, sich als Risikopatientin impfen zu lassen.

Im März gab es für Düsseldorf endlich einen E-Mail-Kontakt, über den man sich als Risikopatient melden und auf eine Überhangliste (eine Art Warteliste) setzen lassen konnte. Eine entsprechende Bescheinigung der Onkologie über mein erhöhtes Risiko hatte ich längst vorliegen und habe die E-Mail umgehend losgeschickt. Meine Psychoonkologin, gleichzeitig auch als Hausärztin tätig, hatte mich auch auf ihre Liste gesetzt, ebenso meine damalige Hausärztin. Drei Listen, drei Chancen!

Ich habe dann auch zwei Terminangebote bekommen. Erst von der Praxis meiner Psychoonkologin – aber leider zu spät. Denn bei dem Impfstoff, der eingesetzt werden würde, sollten sechs Wochen zwischen der ersten und zweiten Impfung liegen. Es gäbe keinen Spielraum. Termin zwei wäre in den Zeitraum meiner Anschlussheilbehandlung gefallen. Nach Hause fahren, impfen lassen und wieder zurück in die Reha-Klinik war zu Pandemie-Zeiten aufgrund des erhöhten Infektionsrisikos nicht erlaubt. Das wäre sonst eine Option gewesen. Eine Woche später der Anruf des Impfzentrums und das gleiche Szenario. Keinerlei Flexibilität. Tja, meine Situation war komplizierter, als ich dachte, und ich habe irgendwann nur noch gelacht. War ich zunächst froh, dass ein anderer Impfstoff, bei dem es Todesfälle unter geimpften Frauen gegeben hatte, nicht mehr für Frauen unter 60 Jahren eingesetzt werden durfte, wäre dieser bei der Terminvergabe meine Rettung gewesen. Dieser wurde nämlich mit einem Abstand von 12 Wochen verabreicht. Ironie des Schicksals.

Im Nachhinein denke ich, dass ich einfach den Termin zur Erstimpfung hätte wahrnehmen und dann vor Ort meinen zweiten Termin mit dem Argument ändern sollen: *„Ups, das mit meiner Anschlussheilbehandlung hatte ich nicht im Kopf. Das tut mir sehr leid. Den Termin müssen wir bitte um eine Woche nach hinten verschieben."* Aber so taff war ich damals nicht. Ich fühlte mich solchen „Spielchen" psychisch nicht gewachsen.

Die Corona-Impfung verlor langsam ihre Relevanz für mich. Wenn es für eine Risikopatientin in Pandemie-Zeiten so schwierig war, sich impfen zu lassen – dann konnte es nicht so wichtig sein. Aber es war wichtig, für mich und meine Psyche. Denn die Erleichterung, die ich mit der ersten Injektion spürte, war enorm. Das Leben war wieder ein anderes, die Ängste waren andere. Ich hatte nicht mehr das Gefühl, bei einer COVID-19-Infektion dem Tod in die Augen sehen zu müssen. Sollte ich jetzt erkranken, ging ich davon aus, den Gegner schlagen zu können. Mit der zweiten Impfung verstärkte sich dieses Gefühl und meine Ängste bauten sich weiter ab. Auch jeder aus meinem Umfeld, der geimpft war, reduzierte mein Risiko und ich war für jeden Einzelnen dankbar. Ich wurde nicht leichtsinnig, aber ich hatte wieder das Gefühl, mich anderen etwas sorgloser nähern zu können.

Ich wurde letztendlich bei meiner Psychoonkologin geimpft, womit ich nach der ersten Absage auch rechnete. Mit ihr hatte ich kurz darauf eine psychoonkologische Sitzung und sie sprach das Thema direkt an. Sie wollte mich unbedingt vor der Anschlussheilbehandlung impfen, um mir etwas Sicherheit zu geben – die zweite Impfung konnte ruhig sieben oder acht Wochen später erfolgen. Das gesamte Thema war für alle neu, weshalb die Assistentinnen sich an die Vorgaben halten wollten – jetzt wären sie aber auf mehr Flexibilität gebrieft, da ich kein Einzelfall gewesen war.

HILFREICHE TIPPS

Meine Must-haves fürs Krankenhaus

→ Ohropax – auch Frauen schnarchen!

→ Nachthemd, das vorne geknöpft wird, oder ein Hemdchen, in das man einsteigen kann – erleichtert die Nachkontrollen nach der Brust-OP im Bett.

→ Verlängerungskabel – meine Steckdose war gefühlte „Kilometer" vom Bett entfernt. Keinen Schimmer, wer sich das ausgedacht hatte.

→ Schöner Jutebeutel für die Wunddrainagen – meiner vom Krankenhaus war Grasgrün. Zu Hause habe ich ihn gleich gegen einen meiner Lieblingsbeutel eingetauscht und das hob umgehend meine Stimmung.

→ Persönliche Dinge – Gegenstände, die dich glücklich machen, aufbauen, motivieren. Bei mir war es ein sehr ansprechender Kraft-für-jeden-Tag-Kalender, den mir eine Freundin zugeschickt hatte.

→ Einwegwaschlappen – fand ich weitaus praktischer als normale Waschlappen. Ich weiß, ökologisch nicht das Beste, aber es war auch eine Ausnahme.

→ „Seelenschmeichler" – in Form von Leckereien, die man sehr gerne mag und einem guttun. Ob mit oder ohne Zucker, gesund oder ungesund ist in der Krankenhauswoche völlig schnuppe!

Bestrahlung

→ Ich bin mit der Salbe Flamigel und jeweils zehn Minuten Kühlen mit Kühlpads der bestrahlten Stellen gut durchgekommen. Da ich keine Verbrennungen hatte, habe ich das präventiv eingesetzt.

→ Sobald es mir nach der Operation erlaubt war, habe ich meine Narben morgens und abends mit Wund- und Heilsalbe gepflegt. Eventuell hat dies zu deren Schutz bei der Bestrahlung beigetragen.

Antihormontherapie bei Brustkrebs

→ Übersicht zu den Wirkstoffen und deren Einsatz bei hormonrezeptorpositiver Brustkrebserkrankung: **www.krebsinformationsdienst.de/tumorarten/brustkrebs/ hormontherapie.php**

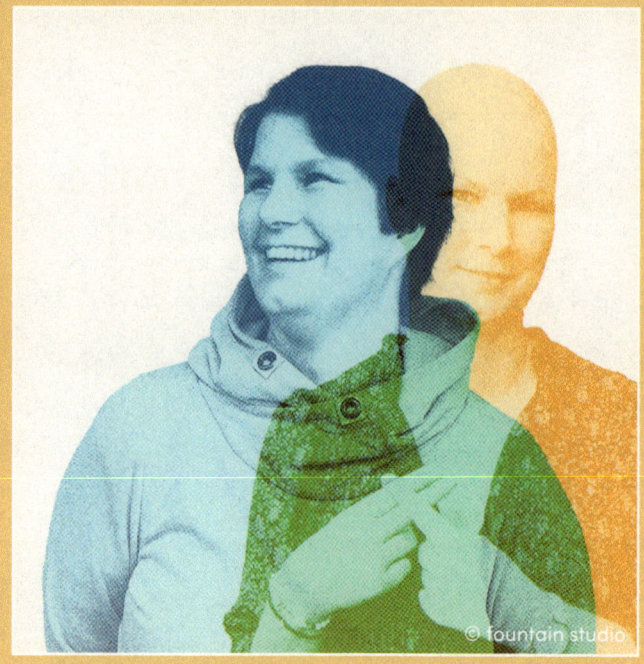

© fountain studio

@lea_schriever Wieso sagt einem eigentlich keiner vorher, dass das mit dem Krebs nicht mit Ende der Therapie vorbei ist? Dass man, auch wenn man Glück hat, krebsfrei und gesund aus der Sache rauszukommen, noch lange danach mit den Folgen zu kämpfen hat? Und vor allem: Warum weiß das auch sonst niemand?

Text: Instagram, 21. März 2021

KAPITEL FÜNF

42,195 KM UND KEIN ENDE IN SICHT?
ANNEHMEN UND AKZEPTIEREN

Die Kapitelüberschrift klingt für manchen auf den ersten Blick vielleicht negativ. Ich habe sie ehrlichgesagt auch diverse Male umformuliert. Letztendlich schien mir eine offene Frage am passendsten. Der Grund dafür ist, dass sich meine Sichtweise auf meine Situation im Laufe des ersten Behandlungsjahres stetig weiterentwickelt hat. Zum einen ging es für mich um die Akzeptanz, dass ich an Brustkrebs erkrankt war, zum anderen um den langfristigen Umgang mit allem, was damit einherging. Ich glaube nicht, dass dieser Verarbeitungsprozess bereits abgeschlossen ist oder jemals abgeschlossen sein wird. Denn wir werden täglich mit neuen Einflüssen und Eindrücken konfrontiert, die die Sicht auf Lebensabschnitte verändern können. Vielleicht wird man durch den Lauf der Ereignisse erneut gezwungen, alles auf den Prüfstand zu stellen und neu zu ordnen. Aber wir haben es selbst in der Hand, wie wir mit unserem Leben umgehen.

JUNG ERKRANKT – FLUCH ODER SEGEN?

Was mich zwischendurch immer wieder beschäftigt hat, war das Alter, in dem ich erkrankt war. Ich weiß nicht, ob solche Gedanken verrückt sind, aber phasenweise war und bin ich dankbar dafür, dass mich der Krebs mit

Anfang 40 erwischt hatte. Auch wenn damit ein höheres Rezidiv-Risiko einhergeht.

Warum, wollt ihr wissen? Weil mein Körper fit und mein Kopf aufnahmefähig war. Weil ich mich in dem Wirrwarr von Kliniken, Ärzten, Terminen und meiner Eigenverantwortung für den Therapieverlauf zurechtfand. Ob es die Medikamente und Spritzen waren, die ich nach den ersten vier Chemos in bestimmten Zeitabständen einnehmen und injizieren musste, oder die Terminvereinbarungen und das Bestätigen der Antikörper via Telefon in einem bestimmten Zeitfenster einen Tag vor jeder Gabe in der Tagesklinik. Oder die vielen Anträge und Abwicklungen mit der Krankenversicherung. Ich habe das Gefühl, dass ich für den Fall, dass mich Gevatter Krebs irgendwann noch einmal besuchen sollte, Bescheid wüsste. Falls ich dann nicht mehr so fit sein sollte, hätte ich zumindest ein gewisses Vorwissen und Erfahrungswerte. Klingt verrückt? Ich weiß. Lieber wäre ich nicht erkrankt, aber wenn man entscheiden könnte oder müsste?

Ich habe manch älteren Menschen in der Onkologie erlebt, der einfach überfordert war. Mit dem Verstehen der Therapie, mit den organisatorischen Dingen, mit den Wegen von A nach B innerhalb eines Krankenhauses. Ich werde nie die ältere Dame vergessen, die am Treppenabgang stand und mich nach dem Weg zur Nuklearmedizin fragte. Sie wirkte orientierungslos, überfordert und darüber hinaus nicht sonderlich sicher auf ihren Beinen. Ich konnte kaum zu einer Antwort ansetzen, da ließ sie ihre Tasche fallen und den Wintermantel von den Armen gleiten. Ich sah das Blut aus ihrem linken Arm auf den Boden laufen. Sie versuchte, das Pflaster mit der rechten Hand fester auf die Einstichstelle zu drücken, stand hilflos dort und bewegte sich keinen Millimeter. Zum Glück befanden wir uns nur zehn Stufen von den Krankenschwestern der onkologischen Tagesklinik entfernt. Vermutlich hätte ihr aufgrund der Einnahme von blutverdünnenden Mitteln kein Kontrastmittel für die geplante Untersuchung gespritzt werden dürfen, aber das ist nur meine Vermutung.

Es ist auch nicht so, dass sich keiner kümmert. Aber viel Zeit für Einzelschicksale und ein „an die Hand nehmen" ist nicht gegeben und die

Corona-Pandemie hat zu solchen Situationen beigetragen, denn Begleitpersonen waren nicht erlaubt.

LEBENSLANG – DER KREBS GEHÖRT ZU MIR

Den Schweregrad meiner Brustkrebserkrankung habe ich erst nach und
nach wahrgenommen und an mich herangelassen. Aufgrund des guten
Therapieerfolgs und der guten Verträglichkeit hatte ich meine gesamte
Situation häufig heruntergespielt. Es konnte alles nicht so dramatisch sein.
Aber meine Brustkrebserkrankung war nicht ohne. Sie war schwerwie-
gender als viele andere: Die Diagnose kam mit viel Glück „auf den letzten
Drücker", die Therapie hatte viele Bausteine – darunter eben auch sehr
langfristige, mein Rückfallrisiko ist erhöht. Ich gelte mit der operativen
Entfernung des Tumors zwar als krebsfrei, jedoch erst nach den statis-
tischen fünf Jahren seit der Diagnose als geheilt. Erst dann ändert sich
die NACHsorge auch wieder in VORsorge – klingt wie ein Wortspiel, hat
psychologisch aber Gewicht. Sicherheit? Die wird es nie geben. Aber ich
weiß: Die gibt es für keinen von uns.

Ich glaube, richtig zu mir durchgedrungen sind die Fakten erst durch
den Bescheid zu meinem Schwerbehindertenausweis im Februar. Die Be-
willigung lautete: „(...) wegen des ungewissen Krankheitsverlaufes und der
besonderen Begleitumstände der Erkrankung (...)" war meine Beeinträchti-
gung höher zu bewerten – mit einem Grad der Behinderung von 80 Prozent. „Ohne diese Besonderheiten wäre die Bewertung niedriger." – lautete es
in dem Schreiben.

Normalerweise kannte ich den Standard bei Brustkrebserkrankungen
von einem Grad der Behinderung von 50 Prozent. Diesen hatte beispielsweise meine Mutter erhalten. Einerseits traf mich die Formulierung hef-
tig und löste Sorgen aus, andererseits hatte ich plötzlich das Gefühl, eine
Bestätigung erhalten zu haben. Eine Bestätigung dafür, dass eine Krebserkrankung nach der Akuttherapie noch nicht komplett überstanden ist.
Und dass es okay ist, mich weiter damit zu beschäftigen, meine Sorgen zu
teilen und auch mal traurig über das Schicksal zu sein.

Man kann sich über einen Schwerbehindertenausweis freuen oder nicht. Was er in jedem Fall nicht ist, er ist kein Makel oder eine Stigmatisierung. Selbstverständlich wäre es mir lieber, ihn nicht zu benötigen. Aber gerade im beruflichen Alltag bemerke ich immer wieder, dass ich nicht mehr an meine Konstitution und frühere Belastbarkeit heranreiche. Und auch wenn ich Frauen erlebt habe, die sich dieses Ausweises schämen, kann ich nur sagen: Das müssen wir nicht, das muss keiner! Der Ausweis steht uns mit all seinen Vorteilen zu und es gibt keinen Grund zu denken, dass dem nicht so ist.

Während ich die vorherige Passage geschrieben habe, denke ich an eine ältere Dame, mit der ich einmal während der Chemotherapie in der onkologischen Tagesklinik ins Gespräch kam. Die Frau, schätzungsweise um die siebzig, erzählte, dass sie zum dritten Mal Krebs habe – die aktuelle Behandlung begleite sie bereits kontinuierlich seit drei Jahren. Trotz ihrer Situation klang sie in meinen Ohren positiv, ohne Gram oder Verzweiflung. Ich sagte ihr, dass ich sie dafür bewundere. Ihre Antwort lautete: Sie habe akzeptiert, dass der Krebs anscheinend in ihr sei. Er gehöre zu ihrem Leben wie bei anderen der Bluthochdruck. Ich erinnere mich, wie sehr sie mich damals mit ihrer Aussage, mit der Akzeptanz ihrer Erkrankung, beeindruckt hatte. Ich empfand ihre Haltung als ungemein stark und gefestigt. Vielleicht hat diese Begegnung in meinem Unterbewusstsein nachgewirkt, vielleicht habe ich mir an dieser Frau ein Beispiel genommen, denn auch ich kann heute (meistens) akzeptieren, dass die Krebserkrankung zu mir gehört, zu meinem Leben. Dass sie kein abgeschlossenes Kapitel sein wird, sondern mich begleitet – mal mehr, mal weniger präsent im Alltag.

UND JETZT? IMMUN GEGEN ÄNGSTE?

Nein. Die Akzeptanz macht mich nicht immun gegen meine Ängste. Ich habe Angst. Ich habe Angst, dass mein Körper Langzeitschäden von Chemo- und Antikörpertherapie sowie der Bestrahlung davongetragen hat. Ich habe Angst davor, was die Antihormontherapie meinem Körper über die Jahre hinweg antut. Ich habe Angst, nie wieder körperlich so fit zu werden wie vor meiner Krebserkrankung. Dass die Schmerzen in den Knochen und Gelenken bleiben. Ich habe Angst, dass das Silikonimplantat irgendwann Komplikationen auslöst. Ich habe Angst, dass der Krebs zurückkommt. Dass er immer wieder zurückkommt und mein gesamtes Leben bestimmt. Dass ich von Behandlung zu Behandlung renne. Dass ich das Schicksal meiner Cousine und das vieler anderer Menschen teilen muss – früh zu sterben.

Die Angst kommt hoch, wenn ich an meine Cousine denke, die über Jahre vergeblich gegen den Krebs in all seinen Facetten gekämpft hat. An die Freundin meiner Mutter, die innerhalb kürzester Zeit an Brustkrebs verstorben ist. An meine Klassenkameradin, die sich vor einigen Jahren einem Hirntumor, an den Mann meiner Freundin, der sich einem Herzinfarkt geschlagen geben musste. Meine Angst kommt hoch, wenn ich über die Schicksale anderer lese. Wenn ich von Komplikationen, Spätfolgen und Rezidiven höre. Wenn ich mich frage, warum gerade ich Glück haben sollte. Denn viel mehr als Glück ist es nach meinem Empfinden nicht, wenn man den Krebs für immer aus seinem Körper vertrieben haben sollte. Die Angst kommt hoch, wenn ich denke, dass bei meiner Behandlung alles bisher viel zu gut, viel zu reibungslos verlaufen ist. Dass doch irgendwann irgendetwas Negatives passieren müsste. Jeder Stich in der Achselhöhle, jeder Schmerz in der Brust lässt mich angespannt aufhorchen, stellt mich vor die Entscheidung, die Stelle vom Arzt untersuchen zu lassen oder die Symptome als harmlos abzutun. Jede Nach- beziehungsweise Vorsorgeuntersuchung geht mit Ängsten und Sorgen einher.

Wenn mein Gedankenkarussell immer mal wieder unkontrolliert in Gang gesetzt wird, erinnere ich mich an die „ach so bekannten Sprüche", die mir in der schwierigen Zeit geholfen haben und eine Stütze waren.

Mein erstes Motto habe ich bereits zu Beginn meiner Geschichte thematisiert, es lautet:

"Ich mache mir erst Gedanken und Sorgen,
wenn es eine Hiobsbotschaft gibt."

Während der Anschlussheilbehandlung habe ich dazu noch ein passendes Zitat von Mark Twain aus einem Seminar über Krankheits- und Angstbewältigung aufgeschrieben:

"Ich habe in meinem Leben schon unzählige Katastrophen durchlebt
– die wenigsten davon sind eingetreten."

Ein weiteres wichtiges Mantra, das ich mir immer wieder vor Augen führe, ist von meiner Psychoonkologin, die zu mir sagte:

"Jeder Mensch läuft jeden Tag Gefahr, einen schweren Schicksalsschlag, eine schwere Krankheit, einen Unfall zu erleiden. Ihnen ist dies aufgrund Ihrer persönlichen Geschichte nur viel bewusster."

Ich sage mir die Sätze, die Inhalte, laut vor oder schreibe sie auf – das hilft mir, den Boden unter den Füßen wiederzugewinnen und meine Ängste und Sorgen einzufangen.

Eine andere Strategie ist, meine Gedanken auf all das Gute zu lenken, das mir bisher widerfahren ist. Denn es gehört auch viel Glück dazu, auf die richtigen Ärzte zu treffen, gute Krankenhäuser zu erwischen und keinem Behandlungsfehler zum Opfer zu fallen. Wenn ich nur an diesen Apotheker[4] aus Bottrop denke, der aus Profitgier die Krebsmedikamente gepanscht hat, so dass sie weniger wirksam bis wirkungslos waren, wird mir immer ganz übel.

---

4 https://de.wikipedia.org/wiki/Medizinskandal_Alte_Apotheke_Bottrop

Lasse ich den bisherigen Verlauf seit der Diagnose Revue passieren, finde ich vieles, worüber ich froh bin:

→ Ich habe wahnsinniges Glück gehabt, dass der Tumor noch rechtzeitig entdeckt wurde und es keine Metastasen gab.

→ Ich habe die Chemo- und Antikörpertherapie gut verkraftet und auch mit der Antihormontherapie scheine ich bis dato gut zurechtzukommen.

→ Ich hatte keine Probleme mit dem Portkatheter und er hat seinen Dienst in der onkologischen Tagesklinik fast immer erfüllt.

→ Ich habe so viel Liebe und Unterstützung erfahren, ich durfte so viel Anteilnahme und Fürsorge erleben, womit ich gar nicht gerechnet habe. Und all das, das Gefühl geliebt zu werden und nicht alleine zu sein, trägt mich bis heute durch schwere Zeiten.

→ Die Brust-Operation verlief komplikationslos. Das Ergebnis ist unerwartet gut geworden. Die Narben verheilen gut und sind sehr fein genäht. Entgegen meiner Annahme werde ich voraussichtlich keine weiteren Operationen benötigen und mit dem Implantat viele Jahre leben können. Da man kaum einen Unterschied in der Größe sieht, muss auch die linke, gesunde Brust nicht angepasst werden.

→ Es ist bisher kein Lymphödem im rechten Arm aufgetreten und auch keine Kapsel-Fibrose in der operierten Brust.

→ ...

...und ich bin an all dem Erlebten gewachsen. Ich hatte das Gefühl, mit jedem Tag ein Stück über mich hinauszuwachsen. Der Krebs zwang mich dazu. Und das hat mich geprägt. Ich glaube, nach einer solchen Erfahrung kann man nie wieder mit allen Facetten der Mensch sein, der man vorher war. Ich bin es zumindest nicht. Ich habe aber auch nicht das Gefühl, mich ungemein verändert zu haben.

Verändert aber habe ich mich: Ich habe Narben. Innerlich und äußerlich. Mein Körper ist ein anderer. Meine Gedanken sind andere. Meine Ängste und Sorgen sind neu. Ich nehme die Endlichkeit des Lebens anders wahr.

Ob mich all das zu einem neuen Menschen macht? Ich glaube nicht. Was ich mit Sicherheit sagen kann, es hat mich stärker gemacht. Es hat mir gezeigt, wie stark ich sein kann, wenn es darauf ankommt.

Ich bin gefragt worden, ob es Phasen gab, in denen ich aufgeben, die Behandlung abbrechen wollte. Phasen gab es nicht, aber es gab einen Moment, in dem ich mit Tränen in den Augen gesagt habe: *„Wenn mir gesagt wird, dass das bleibt oder schlimmer wird, dann breche ich ab. Es kann nicht sein, dass ich mit 42 Jahren nicht mehr richtig auf meinen Füßen laufen kann."* Dieser Moment trat wenige Wochen vor Beginn meiner Anschlussheilbehandlung ein. Es lag also bereits ein langer Weg hinter mir.

Es muss die fünfte oder sechste Infusion mit dem Antikörper-Konjugat gewesen sein. Die Behandlung sollte aufgrund der Tumorreste im entnommenen Brustdrüsengewebe 14-mal bis Anfang November zur weiteren Absicherung erfolgen, so dass auch restlos alle Krebszellen sowie Herceptin-Rezeptoren vernichtet würden. Doch plötzlich traten bei mir starke polyneuropathische Symptome in beiden Füßen auf. Ich hatte ein Hitzegefühl im Fußspann, es kribbelte überall und das Schlimmste: Mir brannten die Fußsohlen. Ich kann das gar nicht richtig beschreiben, aber es war mir kaum möglich, zu laufen. Ich fühlte mich ziemlich unsicher auf den Füßen, hatte keinen sicheren Stand. Es fühlte sich an, als wenn meine Fußsohlen eine Wölbung nach außen hätten und nicht flach wären. Ich war erschrocken. Es war für mich ein Schock, dass solch heftige Beschwerden zu diesem Zeitpunkt auftraten. Während der Chemo wäre ich darauf vorbereitet gewesen, habe immer mit massiveren Nebenwirkungen gerechnet. Aber erst während der adjuvanten Therapie? Bei den möglichen Nebenwirkungen von dem Medikament musste ich dann leider lesen: 1 von 100 bekommt eine Polyneuropathie. Mich sollte es also erwischt haben.

Es waren heftige vier oder fünf Tage. Wären die Symptome geblieben und hätte mir meine Onkologin beim nächsten Termin gesagt, dass ich von einer Verschlimmerung und Chronifizierung ausgehen müsse – ja, dann hätte ich diesen Teil meiner Krebstherapie nicht zu Ende geführt. Ich hätte das höhere Rezidiv-Risiko in Kauf genommen, um mir meine

Lebensqualität zu erhalten. In diesem Zustand, mit solchen Beschwerden in den Füßen, hätte ich im wahrsten Sinne des Wortes „nicht durchs Leben gehen können" und es vor allem nicht gewollt.

Zum Glück klangen die krassen Beschwerden innerhalb weniger Tage wieder ab. Seither habe ich abends im Bett manchmal noch ein leichtes Kribbeln, das Hitzegefühl im Spann hatte ich links noch während der Reha, aktuell tritt es nicht mehr auf. Darüber hinaus sagte mir die Onkologin, dass es gut sein kann, dass die Beschwerden mit der Zeit auch wieder komplett abklingen. Eine Garantie gäbe es nicht, aber es bestünden gute Chancen. Damit sich das Kribbeln nicht verstärkt und vielleicht irgendwann komplett verschwindet, nutze ich weiterhin einen Igelball und rolle meine Fußsohlen darüber, zum Beispiel während der Arbeit im Homeoffice unter dem Schreibtisch. Auch Hitze (Kirschkernkissen oder Wärmflasche) wirkt bei mir lindernd, die wende ich abends im Bett an. Und die Fußmassagen von Ignacio sind die De-luxe-Variante der Behandlung!

Das Wichtigste ist, dass ich sicher und gut laufen kann, ohne Einschränkungen. Ich glaube, dadurch, dass ich gleich an lebenslange Beschwerden gedacht hatte, war meine Panik in der Situation umso größer. Aber es muss eben nicht zwingend dazu kommen.

HILFREICHE LINKS

Schwerbehindertenausweis

→ Der Sozialverband VDK Deutschland e.V. bietet einen guten
  Überblick: **www.vdk.de/deutschland/pages/themen/artikel/
  9196/der_schwerbehindertenausweis?dscc=ok**
  Die Antragsformulare bieten viele Bundesländer bereits als
  Onlineantrag oder zum Herunterladen im Internet an.

Spezialist für Polyneuropathie in Düsseldorf
(eine neurologische Privatpraxis)
www.neuro-consil.de/polyneuropathie

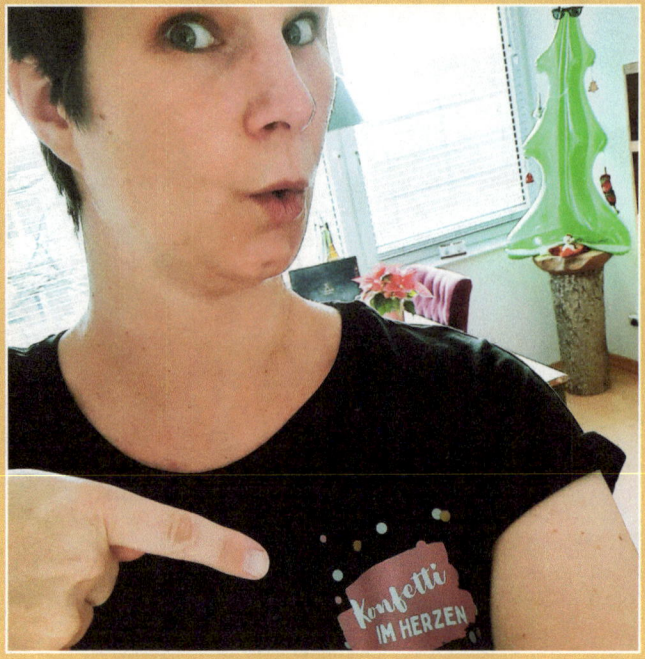

@mausemama All das, was ich hier in den letzten Wochen mitnehmen durfte, war viel mehr als das stetige Benutzen von Taschentüchern oder aber der reine Muskelaufbau. Es war ein Gefühl von Geborgenheit. Von Schutz. Ein Hauch Normalität. Ein Stück Zurückerobern von Körper, Geist und Seele.

Text: Instagram, 25. Mai 2021

KAPITEL SECHS

NACH DEM WETTKAMPF
IST VOR DEM WETTKAMPF
NEU ANKOMMEN – BEI SICH
UND IM (NEUEN) LEBEN

Wahrscheinlich wundert ihr euch: Ich habe noch nicht ausführlich zu meiner operierten Brust, insgesamt zu meinem Körpergefühl, den bleibenden Veränderungen erzählt. Ich musste selbst erst einmal überlegen, warum. Der Grund liegt, glaube ich, darin, dass mein Körper und mein Gefühl für diesen während der Behandlung zunächst „einfach mitgelaufen sind". Denn ich möchte hier auf ein Attraktivitätsgefühl, sich wohl in seinem Körper fühlen, diesen akzeptieren, seinen Körper in dieser Hinsicht spüren, hinaus und meine nicht die medizinischen Nebenwirkungen der Therapie.

All das war in den Behandlungsmonaten nebensächlich. Wichtig war lange Zeit nur, wieder gesund zu werden. Außerdem kamen bei mir psychisch andere Aspekte, wie die Akzeptanz meiner Erkrankung, zuerst an die Oberfläche und mussten bearbeitet werden.

Ich würde zudem behaupten, dass ich nach der Operation und bis zur Anschlussheilbehandlung (ich nutze AHB als Abkürzung und Reha als Synonym) eine Art körperliche Schonhaltung eingenommen hatte. Mein Körper fühlte sich schlapp an, ich hatte Gelenkschmerzen und an die operierte Seite traute ich mich schon gar nicht heran. Dort fühlte sich alles noch sehr fremd, noch nicht wieder zugehörig und überwiegend taub an. Meine

Ärzte waren in Richtung Sport alle zurückhaltend und sprachen immer von *„langsam angehen lassen"*, *„Spazieren gehen reicht"*, *„rechten Arm nicht zu sehr belasten"*... Man hatte mir auch keinerlei Hilfestellung mitgegeben, wie ich speziell mit meiner operierten Brust und meinem rechten Arm umgehen sollte und was bei einem Implantat zu beachten wäre.

Andere Frauen, die ich während der AHB kennengelernt habe, erzählten, dass sie von ihren Ärzten eine grobe Übersicht bekommen hatten, was nach der Brust-OP ab wann wieder möglich ist beziehungsweise ausprobiert werden kann (Schlafpositionen, Einsatz eines normalen BHs, Sport...). Ich musste damals jeden Schritt erfragen: Wann kann ich wieder flach schlafen? Wie lange muss ich den Kompressions-BH tragen? Wie ist das mit dem auf der Seite liegen? Welche Belastung kann ich meinem Arm zumuten? Aufgrund der großen Terminabstände bei den Kontrolluntersuchungen im Brustzentrum ging es nur langsam voran. Bei einzelnen Sachen habe ich mich dann auf mein Gefühl verlassen, denn der Körper zeigt einem meist von selbst, was wieder geht und was nicht. In Hinblick auf sportliche Aktivitäten bin ich aus Unsicherheit und Angst, etwas falsch zu machen, meine Genesung zu gefährden, sehr vorsichtig geblieben.

Die AHB empfinde ich in meinem Fall als Ausgangspunkt für die bewusste physische und psychische Auseinandersetzung mit meinem neuen Körper und einem „sich selbst darin wiederfinden", „sich wieder neu mit sich selbst identifizieren".

GUT ZU WISSEN

Ich weiß nicht, ob ich es am Ende anders gemacht hätte. Aufgrund der Corona-Pandemie waren die Möglichkeiten eingeschränkt. Aber ich kann nur empfehlen, eure Fachärzte zu löchern. Im Hinblick auf Bewegung und Sport habe ich mich immer recht schnell mit der allgemeinen Aussage meiner Chirurgin und Onkologin zufriedengegeben, dass ich alles langsam angehen solle. Sie waren rückblickend beide vielleicht etwas zu vorsichtig eingestellt und bei den Gelenkschmerzen gaben sie keine hilfreichen Ratschläge.

Wenn nicht gerade eine Pandemie herrscht, bieten viele Kliniken begleitend zur Chemotherapie Sportangebote an. Darüber würde ich mich auf jeden Fall informieren, auch über die sogenannte Onkologische Trainingstherapie (OTT). Eventuell kann dabei die Krankenversicherung helfen. Ich habe davon leider erst nach der AHB das erste Mal etwas gehört.

Was mir am Ende gegen die Gelenkschmerzen in Hüfte, Leiste und Beinen geholfen hat: Yoga. Ich habe im August 2021 wieder mit einem Yoga-Kurs begonnen und plötzlich viel weniger Schmerzen und Beschwerden gehabt. Ein Warum, Wieso, Weshalb kann ich nicht beantworten. Bei mir hat Yoga bisher den größten, spürbaren Effekt.

PARALLELWELT REHA-KLINIK

Mitte Mai 2021 ging meine AHB los und die Reha-Klinik wirkte wie eine Art Parallelwelt – im positiven Sinne.

Wir wurden bei der Ankunft zwar alle auf Corona getestet und mussten in den normalen Innenbereichen der Klinik OP-Masken tragen, aber Vieles, was „draußen" nicht möglich war, ging hier: Wir konnten Wassersport im Schwimmbad machen, Training an Fitnessgeräten war erlaubt. Wir durften mit Menschen zusammen sein – beim Essen, bei Sportkursen und sowieso. Der Alltag war bis auf die OP-Masken und begrenzte Teilnehmerzahlen bei Sportkursen fast normal.

Wann war ich das letzte Mal mit so vielen Menschen ohne Maske in einem Raum/Speisesaal? Man fühlte sich aufgrund des nachhaltigen Hygienekonzeptes der Klinik recht sicher und ging ungezwungen miteinander um.

Wir durften zwar keine externen Personen treffen, die nicht Mit-Patienten oder Klinikpersonal waren, und nicht einkaufen oder ähnliches, aber das war für mich auch nicht wichtig. Ich genoss den Abstand zu meinem „Zuhause", in dem ich monatelang gehockt hatte. Es war so wohltuend, nach so langer Zeit endlich einmal rauszukommen, neue Menschen kennenzulernen – und das, ohne die sonst vorhandenen Ängste vor einer Corona-Infektion.

Spazieren gehen, Wandern, Ausflüge ohne Kontakte mit Externen – all das war erlaubt. Daher hatte ich nicht das Gefühl von Eingesperrt sein. Ich war froh. Froh darüber, dass so viel an Sport und Gesellschaft möglich war. In manchen Momenten fühlten wir uns gegenüber „der realen Welt da draußen" richtiggehend privilegiert. Es fühlte sich an wie ein relativ normales und vor allem angstfreieres Leben.

Vertrauen in den Körper. – Das Sportprogramm war intensiv und hat mich und meinen Körper gefordert – und das tat gut. Mit jedem Kurs, jeder Übung, jedem Ausdauertraining habe ich immer mehr das Vertrauen in meinen Körper und dessen Leistungsfähigkeit zurückgewonnen.

Ich habe mich endlich getraut, meine rechte Seite, meinen rechten Arm zu belasten und ausgiebiger zu bewegen. Und es funktionierte! Zwar vernahm ich hier und da ein Ziehen oder einen leichten Schmerz, aber solange ich es nicht übertrieb, konnte ich meinen Körper Stück für Stück zurückerobern. Ich hatte auch einfach das Gefühl, die rechte Seite, den Arm, die Brust wieder mehr zu spüren. Auch wenn viele Stellen noch taub waren, fügten sie sich langsam wieder in meinen Körper ein. Ich baute meine Ängste, „irgendetwas kaputt zu machen", weiter ab und war glücklich, mich mit jedem Tag wieder normaler und mehr „wie ich" zu fühlen.

Parallel stieg mein Vertrauen in meine Leistungsfähigkeit: Ich konnte meinen Körper belasten, ohne dass direkt irgendetwas Schlimmes passierte. Bei meinen Runden im Therapiewald habe ich Schritt für Schritt an meiner Kondition gearbeitet. Es ging nicht von Null auf Hundert, aber ich spürte Fortschritte – und das war das Wichtige.

Neben der körperlichen Arbeit durch das Sportprogramm hat mir die AHB auch wissenstechnisch einiges gebracht. Es gab ein auf meine Erkrankung und Person zugeschnittenes Vortragsprogramm, an dem ich teilgenommen habe. Bei Themen wie Ernährung war es für mich ein Auffrischen meines Wissens, da ich mich damit bereits ausführlich beschäftigt hatte. Bei Vorträgen wie zum Thema „Implantat", „Lymphödem" oder einer Info-

Veranstaltung vom Sozialdienst hatte ich jedoch so meine Aha-Effekte: Beispielsweise halten Silikonimplantate heutzutage deutlich länger als zehn Jahre. Die Gefahr eines Lymphödems wiederum bestünde jederzeit – ich dachte, das Risiko sei gebannt, wenn man in den ersten Monaten keines erleidet.

Veränderungen entdecken. – Zu meinem neuen „Ich-Gefühl" haben auch meine wieder wachsenden Haare beigetragen, die in der Reha schon ein paar Millimeter lang waren – ich näherte mich wieder einer Art Frisur. Sie waren zwar viel dunkler als zuvor, aber genauso dick und dicht. Mit den Chemo-Locken hat es nicht geklappt – das konnte ich verkraften. Hauptsache wieder Haare auf dem Kopf! Am vorletzten Reha-Tag bin ich sogar dort zum klinikansässigen Friseur gegangen. Ich habe vorher viel hin und her überlegt, ob ich mir von den langersehnten Haaren jetzt schon etwas abschneiden lassen sollte. Aber: Ich hatte halt keine richtige Frisur. Und deshalb habe ich den Schritt gewagt – und es war genau richtig. Endlich hatte ich einen richtigen Kurzhaarschnitt und sah nicht mehr aus wie ein Monchichi (diese Bezeichnung war meiner Onkologin vor der Reha beim Arztgespräch rausgerutscht). In dem Moment habe ich mich gefreut, dass ich so kurze Haare hatte. Ohne die Erkrankung hätte ich sie bis auf ein paar Zentimeter sicher nie abgeschnitten. Jetzt hatte ich die Möglichkeit, viel auszuprobieren – wohin auch immer der Weg mich führen würde. Mein Herz tendierte zurück zu längeren Haaren, aber auch den Kurzhaarschnitt mochte ich. Und ich bekam unheimlich viel positives Feedback. Einige fanden die kurzen Haare sogar besser als die langen.

Manchmal habe ich den Gedanken, dass ich zurück zu langen Haaren tendiere, weil ich zu dem Kurzhaarschnitt durch den Krebs „gezwungen" wurde. Ich weiß nicht, ob das ein komischer Gedanke ist. Aber egal, wie es frisurentechnisch weitergeht: Hauptsache, ich fühlte mich wieder wohl!

Das Gesicht wirkt direkt wieder viel attraktiver, sobald Wimpern und Augenbrauen wachsen. Beides ist bei mir noch lange nicht so dicht wie vor der Krebsbehandlung, aber dahingehend habe ich mehrfach gehört, dass dies dauern kann. Die Wimpern fielen mir während der adjuvanten Antikörper-therapie weiterhin immer mal wieder aus. Dadurch, dass kurze Wimpern aber bereits im Nachwachsen waren, fiel das nicht so auf. Meistens habe auch ich es erst gemerkt, wenn ich mehrere Wimpern auf einmal in den Fingern hatte oder dachte: *„Hm, da sind ein paar Lücken beim Tuschen."* Erst ein halbes Jahr nach Ende der Antikörpertherapie (knapp anderthalb Jahre nach Ende der akuten Chemo- und Antikörpertherapie vor der Brust-Ope-ration) habe ich das Gefühl, dass mir meine Wimpern überwiegend treu bleiben. Bei den Augenbrauen gibt es noch Stellen, an denen keine Haare wachsen. Diese lassen sich aber gut überschminken.

Tja, und da ist noch meine rechte Brust. Mit einer Narbe von der rech-ten Außenseite bis zur Mitte, ohne Brustwarze. Mit einem Fremdkörper, dem Implantat. Ehrlichgesagt war ich von dem Operationsergebnis ein-fach überrascht – und happy damit. Es hört sich bei diesen doch massiven Veränderungen vielleicht verrückt an, aber es war so. Warum es so war? Ich glaube, weil ich mit allem gerechnet hatte, aber nicht mit diesem – in meinen Augen – tollen Ergebnis. Meine Brüste sehen zwar unterschiedlich aus, aber sie sind fast gleich groß. Dass der Größenunterschied so gering ausfallen würde – damit hatte ich nicht gerechnet. Ich kann normale BHs tragen, brauche keine Prothese. Sie sieht natürlich aus, nicht aufgeblasen wie nach so mancher Schönheits-Operation – und fühlt sich recht weich an. Die Narbe ist so fein – ich bin überzeugt davon, dass sie in ein paar Jahren kaum mehr sichtbar sein wird. Die zweite Narbe, die durch die Entfernung der Lymphknoten in der Achselhöhle entstanden ist, sieht kein Mensch.

Laut meiner Chirurgin musste aufgrund der Bestrahlung im Anschluss an die OP zunächst ein Implantat eingesetzt werden. Eigengewebe hätte durch diese wieder zerstört werden können. Wahrscheinlich hätte ich mich sonst für einen solchen Wiederaufbau der Brust entschieden. Und auch bei der gewählten Vorgehensweise blieben noch alle Optionen offen, so dass ich vor der OP dachte: *„Okay, erst einmal ein Implantat und dann bauen wir später die Brust mit Eigengewebe auf."* Ich habe so auch gedacht, weil ich von einem auffälligeren Größenunterschied meiner beiden Brüste aus-gegangen bin und allein deshalb von weiteren Operationen ausging. Aber mal ehrlich: Nö. Wenn ich weiterhin keine Probleme mit dem Implantat habe, dann lass ich alles so, wie es ist. Mit BH und Kleidung sieht niemand einen Unterschied. Sogar im Bikini fühle ich mich wohl. Und, wer sieht mich außer meinem Mann schon nackt?

Zudem habe ich erlebt, wie aufwendig solch eine Operation und die Nachsorge ist. Die Wunddrainagen musste ich mehrere Wochen mit mir herumtragen. Wegen des Implantats musste ich mit dem Oberkörper in Schräglage schlafen. Den Kompressions-BH habe ich drei Monate Tag und Nacht getragen. Die operierte Seite durfte lange nicht belastet werden, Sport war nicht möglich.

Die Mastektomie hat bei mir zwei Stunden gedauert, bei einem Aufbau mit Eigengewebe muss man mit mehreren Stunden rechnen. Manchmal sind mehrere Operationen notwendig. Zudem braucht man von einer anderen Körperstelle Gewebe – also noch eine weitere wunde „Baustelle". Das Gefühl in meiner Brust und Achsel ist noch nicht zurück, viele Stellen sind noch taub. Das wird auch mit weiteren OPs nicht besser.

Ich für mich habe – Status quo August 2022 – entschieden, dass es keine weiteren Wochen und Monate an Lebenszeit wert sind, die mich erneut in meiner Lebensqualität einschränken, nur um natürliches Gewebe in der Brust zu haben und sie eventuell noch genauer an die gesunde Brust von der Größe her anzupassen (oder gar die gesunde Brust parallel zu operieren, um sie an die Größe der rechten anzupassen). Zumindest, wenn weiterhin mit dem Implantat alles so komplikationslos verläuft. Und wenn das Implantat aus irgendwelchen medizinischen Gründen herausgenommen werden müsste, glaube ich, würde ich sogar über die Option nachdenken, keinerlei weiteren Aufbau machen zu lassen.

Es ist einfach auch ein Fakt: Meine Brüste werden allein aufgrund der entfernten Brustwarze nie wieder gleich aussehen. Egal, was ich mache. Daher versuche ich, die positive Überraschung über das Operationsergebnis so lange wie möglich mitzunehmen und dankbar zu sein, für das, was ich im Moment habe. Ich mag mich im Spiegel ansehen und ich mag mich berühren lassen. Ignacio mag mich anschauen und anfassen. Und das ist das Wichtigste. Würde ich das hier nicht schreiben, würde keiner in der „Welt da draußen" erahnen, wie ich nach meiner Brustkrebserkrankung aussehe.

Ich wünsche mir sehr, dass ich diese Gefühle gegenüber meiner neuen Brust behalte. Denn sie sind ein emotional sehr wichtiger Anker, der mich in diesem positiven Ausmaß selbst sehr überrascht.

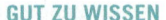

GUT ZU WISSEN

Wenn man Silikonimplantat hört, leuchtet gleichzeitig das Warnsignal für eine Kapselfibrose auf, eine harte, bindegewebsartige Verhärtung durch ein Implantat, mit der häufige Schmerzen einhergehen. So war es zumindest bei mir. Ich hatte es für mich so verstanden, dass das Auftreten einer Kapselfibrose sehr, sehr wahrscheinlich ist – vor allem, wenn die Brust zusätzlich bestrahlt wird. In einem Vortrag während der AHB hieß es dann aber, dass eine solche Problematik erstens: verschiedene Schweregrade habe und nicht immer eine Entfernung des Implantats erforderlich sei; zweitens: eine Kapselfibrose bei vier bis acht Prozent der betroffenen Frauen auftrete. Dies war eines meiner Aha-Erlebnisse, das mich ein Stück mehr von meinem Implantat überzeugte.

Brustwarzen können heutzutage plastisch rekonstruiert werden. Es gibt wahnsinnig gute Tätowierer, die auf 3D-Brustwarzen spezialisiert sind und es gibt aufsetzbare Brustwarzen aus Silikon. Hier lohnt es, sich zu informieren, wenn man das Bedürfnis hat. Einen Link zu einem viel gelobten, sehr bekannten Tätowierer findet ihr am Ende dieses Kapitels.

Neue Brust, neue Lust? – Da meist dazu geschwiegen wird, möchte ich hier das Thema Sexualität noch aufgreifen: Hatte ich Lust während meiner Brustkrebserkrankung? Hatte ich Sex? Nein. Ich habe mich nicht danach gefühlt, ich hatte kein Verlangen danach. Mein Körper war viel zu müde und beansprucht, mein Kopf nicht frei und das fehlende eigene Attraktivitätsgefühl hat den Rest dazugetan. Was ich in den Monaten brauchte, war körperliche Nähe durch Umarmungen, Streicheln, Festhalten. Ignacio ist hier vollkommen auf mich eingegangen und hat viel zurückgesteckt. Ein gutes Jahr lang.

Nach meiner Rückkehr aus der AHB haben wir angefangen, uns der Sache neu anzunähern und es zu versuchen. Zu diesem Zeitpunkt war ich wieder mehr im Reinen mit mir und meinem Körper, fühlte mich vom Kopf her freier. Trotzdem ist es seither ein Herantasten, ein Ausprobieren, ein aufeinander Eingehen, ein miteinander reden. Aber gemeinsam schaffen wir es, wieder Normalität auch in diesen Teil unseres Lebens zu bekommen – davon bin ich überzeugt.

Während der AHB gab es zum Thema Sexualität einen Vortrag und viele Tipps. Außerdem hatte ich aufgrund meiner Antihormonbehandlung, die beispielsweise Auswirkungen auf die Libido oder Schleimhäute haben kann, einiges dazu gelesen. Mir war das alles zu viel. Zu viel „könnte, vielleicht, wenn-dann". Am Ende hatte ich das Gefühl, mich von diesen möglichen Problemen und Herausforderungen in Hinblick auf ein funktionierendes Sexualleben frei machen zu wollen. „Unvoreingenommen herangehen" ist auch hier meine beziehungsweise unsere Strategie. Und wenn wir auf Probleme stoßen sollten, dann suchen wir uns Hilfe.

Austausch und Abgrenzung. – Einerseits ist eine Reha-Klinik in gewisser Weise ein geschützter Raum: Man befindet sich unter Gleichgesinnten, unter vom Schicksal Betroffenen. Ich war in einer rein onkologischen Reha-Klinik und so wusste jeder, wovon der andere redet. Ohne viele Worte weiß jeder, was Müdigkeit bis hin zu Fatigue, Hitzewallungen & Co. bedeuten.

Andererseits wird man mit vielen – vor allem schlimmeren – Schicksalen konfrontiert – etwas, dass ich bisher gemieden und wenn ich in der Chemo beispielsweise damit konfrontiert wurde, mich sehr belastet hatte: Frauen, die ein Rezidiv haben, eine 35-jährige Mutter von zwei Kindern mit Knochenmetastasen, eine junge Mutter von drei Kindern mit dem aggressiven inflammatorischen Brustkrebs... Oder es wird von schlechten Ärzten berichtet, Fehlern in der Behandlung, wie eine Chemo, die anstatt in den

Port ins Gewebe lief oder ein komplett verdrehtes Implantat in der Brust…
Es waren die Schicksale, die Erfahrungsberichte, vor denen ich mich bis
dahin „geschützt" hatte.

Für mich hatte die Konfrontation mehrere Facetten. Manche Erzählungen haben mich verunsichert: Warum wurde bei ihr die Behandlung
so durchgeführt? Hätte ich vielleicht doch auf die Bestrahlung verzichten
können? Manch anderer Austausch ließ mich Entscheidungen, die ich getroffen hatte, in Frage stellen: Sollte ich mein Implantat vielleicht doch
durch den Aufbau mit Eigengewebe ersetzen? Und was ist mit meinem
Port? Erst mal noch drin lassen oder möglichst zeitnah nach Therapieende
herausoperieren lassen? Hier hatte ich von Beginn an eine feste Meinung:
Er musste raus. Als Abschluss: *„Ich hätte sonst das Gefühl, darauf zu warten, dass der Krebs zurückkommt."* Nach einem Gespräch mit einer Frau in
der AHB, die ihren Port erst nach neun Jahren entfernen ließ, hatte ich
das Thema für mich noch einmal durchdenken müssen, auch wenn ich
schlussendlich bei meiner Einstellung geblieben bin.

Abgesehen von spezifischen Aspekten, die mich verunsicherten, die ich
erneut hinterfragte, bahnte sich durch die tägliche Konfrontation mit
so vielen Brustkrebspatientinnen eine zentrale Angst wieder den Weg in
meine Gedanken: Hatten andere viel bessere Überlebenschancen als ich?
Warum sollte gerade ich eine der vielen Frauen hier sein, die nach fünf
krebsfreien Jahren als geheilt gilt? Warum soll genau ich nicht zu dem
Prozentsatz gehören, der ein Rezidiv bekommt? Das war anstrengend,
trübte teilweise meine Stimmung, aber ich hatte glücklicherweise meine
Strategien, um auch da wieder herauszukommen.

Ich verstand dadurch darüber hinaus, warum es Betroffene gibt, die absolut keine Reha machen wollen – ich hatte mit dieser Einstellung einige
Frauen in der Chemo getroffen (und eigentlich hätte ich vom Prinzip her
dazugehören müssen): Sie möchten diese Konfrontation mit anderen und
schwereren Schicksalen nicht. Es ist daher sehr wichtig, sich abgrenzen
und auf sich achten zu können.

Jeder muss individuell entscheiden, was ihm guttut und was nicht. Aber es ist keiner beleidigt, wenn man eine Gesprächsrunde (ob eine offizielle oder unter den Patientinnen) verlässt.

Ich habe an drei Frauengesprächsrunden teilgenommen und sie haben mich mal mehr, mal weniger involviert und belastet. In meiner ersten Sitzung hat den Großteil das Thema Kinder sehr beschäftigt – da war ich raus. Es betraf mich nicht. Ich bin erst geblieben. Nach etwa zehn Minuten merkte ich jedoch, dass es mir schwerfiel, dem Austausch zu folgen – und dass ich es nicht wollte. Ich finde schon meine eigene Krebserkrankung richtig doof, aber muss es auch Mütter von kleinen Kindern treffen? Müßig, ich weiß. Aber meine damaligen Gefühle waren mein Warnsignal, dass mir die Schicksale zu nahe gingen. Daher habe ich die Runde verlassen. Und es war für alle in Ordnung. Denn jeder weiß, dass jeder andere Erfahrungen, Herausforderungen und Trigger zu bewältigen hat.

Wer nun denkt, dass sich die Gespräche während einer Reha nur um Krebs drehen, der liegt falsch. Die Frauen, mit denen ich überwiegend zusammen war, hatten wie ich auch andere Themen. Mit etwas Glück hatten wir uns gleich in den ersten Tagen als Trio „gefunden". Mit Carina[5] saß ich direkt zusammen am Tisch im Speisesaal. Larissa[6] traf ich am zweiten Tag im Klinik-Park und wir kamen ins Gespräch. Einen Tag später ergänzte sie auch schon unsere Tischrunde bei den Mahlzeiten. Mit ihr bin ich weiterhin in Kontakt und wir waren in der zweiten Reha, die Betroffenen ein Jahr nach Therapieende zusteht, wieder zusammen. Dieses Mal im Allgäu und mit weniger Regelungen und Einschränkungen durch die Corona-Pandemie (Juni/Juli 2022).

Es ging uns in der AHB damals allen dreien so, dass wir diese als Möglichkeit sahen, uns noch einmal intensiv mit unseren Erkrankungen auseinanderzusetzen, uns auszutauschen und an unserer körperlichen Fitness zu arbeiten. Dahinter stand bei uns das übergeordnete Ziel: Wir wollten in ein möglichst normales Leben zurück. Wir wollten nicht jeden Tag über unsere Krebserkrankung oder unsere noch bestehenden körperlichen Herausfor-

---

5, 6 Name geändert.

derungen reden oder nachdenken. Wir wollten in unseren Alltag, unsere Jobs, unser bisheriges Umfeld zurück. Die AHB sollte uns diesen Weg ebnen, zumindest eine Art „Abschluss der Genesung" sein. Daher gab es durch unsere jeweiligen Leben, Wünsche und Vorhaben viel anderes zu erzählen!

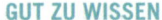

GUT ZU WISSEN

Viele denken, dass eine Reha nur etwas für ältere Menschen sei. Meine Reha-Klinik hatte ein besonderes Konzept: Sie war unter anderem spezialisiert auf junge Krebspatienten. Dadurch gab es eine Einteilung in drei Gruppen: Junge Erwachsene (18–31 Jahre), 32+ (32–49 Jahre) und 50+ (50 Jahre aufwärts). Da diesen Ansatz nur wenige Einrichtungen in Deutschland anbieten, waren dort mehr Patienten unter 50 Jahre anzutreffen.

AHB/Reha = Urlaub? – Ihr werdet es kaum glauben, aber: Nein! Eine AHB oder Reha ist kein Urlaub! Auch wenn das immer noch viele Außenstehende vermuten...

Hm, ich fand meine AHB toll, aber auch richtig anstrengend. Ich hatte meine Termine einzuhalten, musste Vorträgen aufmerksam folgen, Ärzten auf die Füße treten und organisatorisch am Ball bleiben, damit ich die Kurse und Therapieangebote erhielt, die ich haben wollte. Mal abgesehen von meinem Antrag auf Verlängerung der AHB um eine Woche, für den ich den Verantwortlichen ziemlich hinterherlaufen und hartnäckig bleiben musste. Organisatorisch hatte ich mir die Abläufe einfacher und, sagen wir, umsorgter vorgestellt. Die ärztliche Betreuung fand ich daher nur semi-gut. Ich hatte nicht das Gefühl, dass sie sonderlich individuell und ausführlich auf meine Fragen und Bedürfnisse eingegangen sind. Es fühlte sich eher nach einem Standardprogramm an, das sie sich bereits auf Basis meines schriftlichen Anamnesebogens überlegt hatten. In dieser Hinsicht hatte ich mehr erwartet, aber vielleicht auch einfach nur Pech mit meinen mich betreuenden Ärzten gehabt.

Abschließend sei gesagt: Wer eine Rehabilitationsmaßnahme egal welcher Art richtig nutzt, leistet viel körperliche und seelische Arbeit. Mit „Leistungsaufbau und Verarbeitung" könnte man es bei mir auf den Punkt bringen. Daher habe ich auch viel für mich aus dieser Maßnahme herausziehen und „mit nach Hause nehmen" können. Das heißt nicht, dass sie keinen Spaß macht oder auch entspannende Momente hat.

ZURÜCK ZUM „NEW NORMAL"

Tja, wie kann das Leben mitten in einer Pandemie wieder normal werden? Und welchen weiteren Einfluss würde meine Antikörpertherapie bis November, welchen die langfristige Antihormontherapie haben?

Am 10. Juli 2021 – dem ersten Jahrestag meiner Brustkrebsdiagnose – waren dies meine Gedanken, die ich auf Instagram teilte:

Throwback – heute vor einem Jahr...
Der Blick auf die letzten zwölf Monate fühlt sich unwirklich an. Habe ich das tatsächlich alles erlebt? Chemo, Antikörper, Mastektomie, Bestrahlung? Und zu allem Überfluss gab es noch die Pandemie "on top"?

Eigentlich fällt mir dazu nur ein Wort ein: Wahnsinn!
Wahnsinn, was du erlebt hast.
Wahnsinn, was du alles durchgestanden hast.
Wahnsinn, wie du deine Ängste im Zaum gehalten hast.
Wahnsinn, wie positiv du geblieben bist.
Wahnsinn, wie du dich mit Krebs durch die Pandemie geboxt hast.
Wahnsinn, wo du jetzt stehst.

Ich bin erleichtert und stolz, dieses hammerschwere Jahr hinter mich gebracht zu haben und den Krebs aus meinem Körper vertrieben zu haben.

Ich weiß, dass es damit nicht vorbei ist – T-DM1 und die Antihormontherapie erinnern mich im Alltag daran und es gibt Ängste, die erst einmal bleiben.

Aber ich weiß auch, dass ich seit der Anschlussheilbehandlung mein altes Leben Stück für Stück zurückerobere, dass ich meinen Alltag gestalte, dass ich bald wieder in den Job zurück kann – und das fühlt sich gut an.

Ich hätte mir diesen Jahrestag nie freiwillig ausgesucht, aber ich musste nun einmal da durch. Und ich bin glücklich heute hier zu stehen: krebsfrei und mit neuem Optimismus im Gepäck.

Als ich Mitte Juni aus der AHB nach Hause kam, gab es die ersten Lockerungen bei den Corona-Regeln. Endlich war wieder mehr soziales Leben erlaubt! Zudem war Sommer und wir konnten die ersten Café- und Restaurant-Besuche auf den Außenterrassen genießen. Das war ein Fest – und ein Hauch von Normalität. Es war ein gutes Gefühl, sich wieder ohne Beschränkungen draußen sowie zu Hause verabreden zu können. Ich blieb vorsichtig (auch geimpft zu sein empfand ich nicht – wie viele andere – als Freifahrtschein), machte beispielsweise Sport nur draußen und im Reha-Zentrum und nicht im Fitnessstudio, aber jede Kleinigkeit, die wieder erlaubt und möglich war, die nicht mehr mit so viel Angst besetzt war, tat der Seele gut.

Bei meiner Antihormontherapie hatte ich, wie an anderer Stelle geschrieben, irgendwann entschieden, dass ich die tägliche Tablette und monatliche Spritze betrachte, als wenn man eine chronische Erkrankung behandeln würde. Andere nehmen Tabletten gegen Bluthochdruck oder spritzen sich Insulin – mein Cocktail bestand aus Antihormonen. Bisher halten sich die Nebenwirkungen in Grenzen, beispielsweise sind die Hitzewallungen weitaus erträglicher als die während der Chemotherapie. Mit körperlichen Schmerzen habe ich zu kämpfen, aber insgesamt liegt meine komplette Brustkrebsbehandlung nun noch nicht allzu lange zurück. Daher bin ich dabei, Dinge auszuprobieren und mich in Geduld zu üben.

Die Antikörpertherapie mit T-DM1 nach der Operation zeigte bei mir noch ein paar Tücken: Gerade die letzten drei oder vier Infusionen haben mich ziemlich schlapp gemacht. Einmal habe ich mich überschätzt: Dadurch, dass ich sie eigentlich immer gut verkraftet hatte, bin ich morgens zur Therapiegabe und habe mich anschließend im Homeoffice an den Schreibtisch gesetzt und gearbeitet. Das war einfach Blödsinn. Es ist eben ein Unterschied, ob man sich nach einer Behandlung auf das Sofa setzen und entspannen kann oder konzentriert am Laptop sitzt. Es war ein „Learning", so dass ich die weiteren Male entweder frei hatte oder krankgemeldet war.

Ich glaube, das ist eine der wenigen Entscheidungen, die ich mit meiner heutigen Erfahrung anders gemacht hätte: Ich habe im August 2021 wieder angefangen zu arbeiten und hatte noch vier Antikörpergaben – inklusive Kortison – vor mir. Aus heutiger Sicht hätte ich das Ende dieses Behandlungsbausteins abwarten und dann erst wieder mit dem Job starten sollen. Damals überwog das Gefühl, nicht mehr als „krank" angesehen werden zu wollen. Und dafür – hatte ich für mich das Gefühl – müsste ich eben auch das „krankgeschrieben sein" loswerden.

Mit dem Ende der Antikörpertherapie im November hatte ich dann zumindest ein Gefühl von einem ersten „Abschluss". Kein Kortison mehr, kein Antikörper mehr, keine kleine Chemo mehr. Jetzt konnte sich zeigen, welche Beschwerden sich noch verflüchtigen, welche bleiben oder sich verändern.

Mit dem weiteren Therapieabschluss ging aber auch ein Unsicherheitsgefühl einher, denn ich „verlor" mehr und mehr den sicheren Versorgungsrahmen und den Kontakt zu den Fachärzten: Die Abschlussuntersuchung im Strahleninstitut war bereits im Juli, im Brustzentrum hatte ich eine letzte Kontrolle des Implantats im Oktober und nun, im November, endete die Betreuung durch meine Onkologin. Bis dahin griff alles ineinander, es waren fließende Übergänge und es gab keinerlei Diskussionen mit der Krankenversicherung. Ich fragte mich, ob jetzt die „Kämpfe" um jede Zusatzuntersuchung, das lange Warten auf Untersuchungstermine losgehen würden?

Meine neue Gynäkologin und meine Hausärztin waren nun die ersten Anlaufstellen. Mit meiner Frauenärztin war ich bereits in Kontakt, da ich mit ihr die Antihormontherapie besprochen und angefangen hatte. Außerdem benötigte ich zu jedem Quartal Überweisungen zu den Fachärzten, wenn dort noch Termine stattfanden. So ergab sich dann doch ein recht fließender Übergang – auch wenn unterschwellig eine Unsicherheit bleibt, ob es mit der ärztlichen Betreuung, vor allem wenn es um zusätzliche Untersuchungen bei Fachärzten geht, so reibungslos weiterverlaufen wird.

Ich habe das Gefühl, unter die akute Behandlungsphase einen guten Schlussstrich gezogen zu haben. Denn ich fühle mich im Reinen, mit all dem, was ich entschieden und durchlaufen habe. Mir selbst hat das Schreiben dieses Buches immens geholfen, zu verstehen, zu verarbeiten und Abstand zu dem Erlebten zu gewinnen. Und ich hoffe sehr, dass ich euch mit meiner Geschichte vor allem Hoffnung und Mut vermitteln konnte. Was kommt, das kommt – dessen sollten wir uns immer bewusst sein. Sich verrückt machen, hilft uns nicht weiter. Was aber hilft, ist buntes Konfetti im Herzen – und davon wünsche ich uns allen unendlich viel!

HILFREICHE LINKS & TIPPS

Anlaufstellen für einen AHB-/Reha-Antrag

→ www.deutsche-rentenversicherung.de/DRV/DE/Reha/
Medizinische-Reha/Anschlussrehabilitation-AHB/
anschlussrehabilitation-ahb_node.html

→ www.deutsche-rentenversicherung.de/DRV/DE/Reha/
Medizinische-Reha/Onkologische-Reha/onkologische-reha_
node.html

→ Speziell für NRW: **www.argekrebsnw.de**

Was muss mit in eine Reha?
Ich würde sagen: Alles, was dir guttut und gute Laune macht! Viele
kommen mit mehreren Koffern, eigenem Kopfkissen und Decke
und richten sich in ihren Zimmern häuslich ein. Meine persönlichen
Tipps: viele Sportklamotten, eine Tasche für den Therapieplan,
Stift und Wasserflasche sowie ein Bademantel fürs Schwimmbad.

Informationen zur Onkologischen Trainingstherapie
www.staerkergegenkrebs.de/bewegung/onkologische-
trainingstherapie-ott

T-RENA – Reha-Sport als Nachsorge nach einer AHB/Reha
www.deutsche-rentenversicherung.de/DRV/DE/Reha/Reha-
Nachsorge/T-RENA/t-rena_node.html

Brustwarzenrekonstruktion

Tätowierer Andy Engel soll auf dem Gebiet der Brustwarzenre-
konstruktion führend sein. Ich habe keine eigenen Erfahrungswerte,
sondern diese Empfehlung aus einem Vortrag während der AHB
mitgenommen: **www.andy-engel.com**

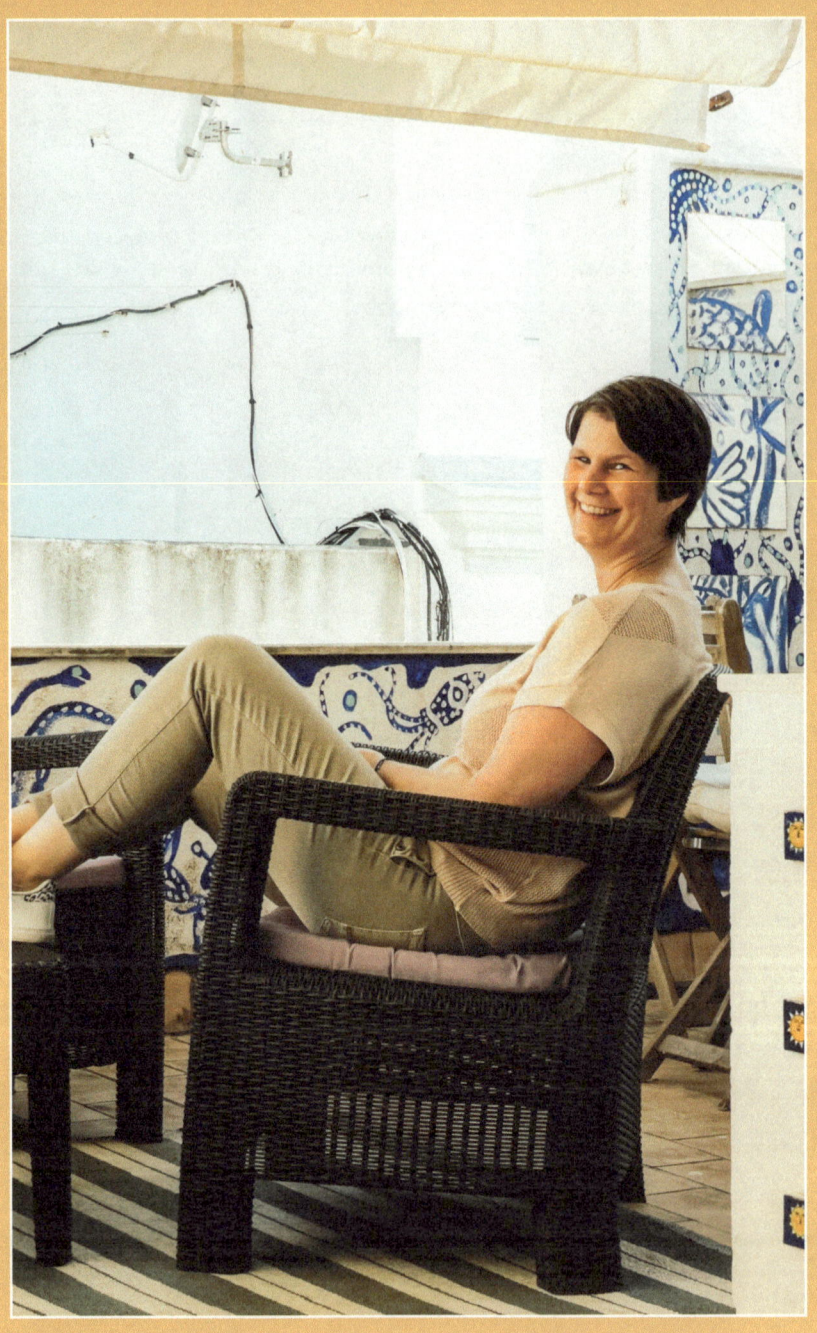

NACHSATZ

Während ich an diesem Buch arbeite, geht mir mein Gedankenkarussell aus dem ersten Kapitel durch den Kopf. Warum ich? Warum jetzt?

...ob das alles passiert ist, damit ich dieses Buch schreibe? Damit ich mich endlich konkret mit meinem Traum, ein Buch zu veröffentlichen, auseinandersetze? In meinen Träumen ist es zwar ein Belletristik-Bestseller, aber warum nicht mit einer Art Ratgeber-Selbsthilfe-Biografie anfangen? Wenn ich versuche, etwas Positives an meiner Brustkrebserkrankung zu finden, dann ist es auf jeden Fall dieses Buch.

Denn es ist die Erfüllung eines Traums und es ist gleichzeitig ein Anfang. Ein Anfang von etwas komplett Neuem. Und ich bin gespannt, wo mich dieser neu eingeschlagene Weg hinführen wird!

...vielleicht auf meine Dachterrasse in Cádiz, meiner zweiten Heimat. Ich sitze im Schatten, spüre die wärmende Sonne, genieße die Helligkeit, die die weißen Hauswände zurückwerfen, das strahlende Hellblau des Himmels, das Meer rauscht... Wenn ich es so recht bedenke, könnte das schon der erste Satz meines Debütromans werden. Was meint ihr?

WAS ICH NOCH SAGEN WOLLTE

Davon gibt es viel. Immer wieder fallen mir Dinge ein, die ich vergessen habe, die wichtig sind, die euch als Leserinnen und Leser interessieren könnten. Aber wie jedes Buch hat auch dieses seine Grenzen und es hat vor allem keinen Anspruch auf Vollständigkeit. Trotzdem wünsche ich mir, dass ihr Freude beim Lesen hattet und für euch hilfreiche und wissenswerte sowie an mancher Stelle sogar spannende oder lustige Aspekte entdecken konntet. Ich freue mich, wenn euch einige meiner Gedanken, Erfahrungen und praktischen Tipps – egal, in welcher Lebenslage ihr gerade steckt – Mut machen, unterstützen und weiterbringen.

Auf den Buchtitel und die Kapitelüberschriften – darauf würde ich gerne noch kurz eingehen. Warum der Bezug zum Laufen, zu Sport, zu einem Marathon? Man kann verschiedene Rückschlüsse ziehen, wie beispielsweise „Marathon = eine Herausforderung" und das übertragen auf meine damalige gesundheitliche Situation. Ja, auch das stimmt.

Aber der Buchtitel „Bei Gegenwind loslaufen" und das Inhaltsverzeichnis sind durch die vielen Instagram-Postings zum Thema Laufen entstanden. Viele Brustkrebspatientinnen starten aufgrund ihrer Erkrankung mit Lauftraining und posten ihre Erfolge. Häufig ist ihr Ziel ein (Halb-)Marathon oder ähnliche Wettbewerbe. Warum? Weil Laufen (regelmäßiger Sport) laut Studien Brustkrebs sowie Rezidiven effektiv vorbeugen kann. Und denken wir nur an die Anschlussheilbehandlung beziehungsweise Reha zurück, auch dort hieß es: laufen, laufen, laufen. Es gab daher zu allererst den Titel, bei dem „Gegenwind" für die Herausforderungen steht. Ich hatte ihn irgendwo aufgeschrieben, um den Gedanken nicht zu verlieren. Nach und nach hat sich daraus dann das Inhaltsverzeichnis und dieses Buch entwickelt.

UND DANKE SAGEN WÜRDE ICH AUCH NOCH GERNE

Ignacio – es gibt keine Worte, die meine Dankbarkeit darüber ausdrücken können, dass du immer an meiner Seite warst und bist. Ich hoffe, du spürst jeden Tag, wie sehr ich dich liebe!

Liebe Mama, lieber Papa, lieber Sven – ihr hattet durch die Distanz, die Lockdowns und Kontaktbeschränkungen während der Corona-Pandemie weniger Möglichkeiten, vor Ort an meiner Seite zu sein. Ich weiß, dass euch das sehr belastet hat. Ihr könnt euch aber sicher sein, dass ich eure Liebe und Unterstützung immer gespürt habe und mir dieser sicher war und bin – ich habe euch sehr lieb!

Queridos Maria Angeles, Ignacio, Valeria, Jaime y León: a pesar de la distancia, siempre os he sentido a mi lado y os agradezco de corazón vuestro cariño y apoyo. Estoy muy feliz de formar parte de vuestra familia. Os quiero mucho!

DANKE! Ein Dankeschön, das größer und herzlicher nicht sein kann, an alle, die mich in meinem krassesten Jahr unterstützt, die mich begleitet haben und an meiner Seite waren. Ich zähle hier keine Namen auf, weil der Platz nicht reichen würde. Und ich traue mich auch nicht, Namen zu nennen, aus Angst, irgendwen versehentlich zu vergessen.

All ihr **Herzensmenschen** da draußen – ich hoffe, ihr wisst, dass genau ihr gemeint seid! Und zwar **ALLE**!

Es gab auch kritische **Erst-Leserinnen** aus Familie und Freundeskreis, die sich Kapitel für Kapitel durch meine Geschichte geboxt haben. Ihr habt mir Mut gemacht, dranzubleiben und an mein Vorhaben zu glauben.

Und es gibt Menschen, ohne die es dieses Buch nicht geben würde:

Charlotte, der Zufall wollte es so, dass dein Hinweis auf den KLHE Verlag den Weg zur Veröffentlichung meines Buches geebnet hat. Danke, dass du dir die Zeit für meine Anfrage genommen und mich auf den Verlag aufmerksam gemacht hast.

Christopher, dir danke ich für dein Vertrauen und dass du ohne zu zögern an meine Idee, meine Geschichte und mein Manuskript geglaubt hast. Es ist eine spannende Reise und ich freue mich, dich und euren Verlag als Experten an meiner Seite zu haben.

Britta, dein positives Feedback und die Ruhe, die du in der Zusammenarbeit vermittelst, haben mir Sicherheit gegeben und das Vertrauen in meine Geschichte gestärkt. Danke, dass du all dein Wissen, aber vor allem dein Herz mit in dieses Projekt gegeben hast. Du hast meinem Buch mit deinem Lektorat den letzten Feinschliff gegeben.

Rolf, du hast meine Erwartungen wie immer übertroffen. Ich wusste, dass du ein tolles Buch gestalten wirst – dass ich mich so sehr damit wohlfühle, dass es so einzigartig geworden ist, ist mit Worten nicht zu beschreiben. Ich danke dir von Herzen, dass du für jedes unserer Projekte zu begeistern bist und all dein Können und dein Herz hineingibst.

Calero, has tenido muchísima paciencia conmigo, la modelo mas incompetente del mundo. Yo me hubiese rendida ya después de una hora pero me habéis empujado seguir hasta el atardecer. Tú has hecho posible la portada de este libro. Muchísimas gracias!

ALLE „HILFREICHEN TIPPS & LINKS" AUF EINEN BLICK

Wir haben die „Hilfreichen Tipps & Links" aus allen Kapiteln dieses Buches gebündelt in einem PDF zusammengefasst. Dieses soll durch Hyperlinks den Zugriff auf die aufgeführten digitalen Quellen erleichtern.

Wir hoffen, dass das Dokument und die Informationen hilfreich für Dich sind.

PDF hier herunterladen:

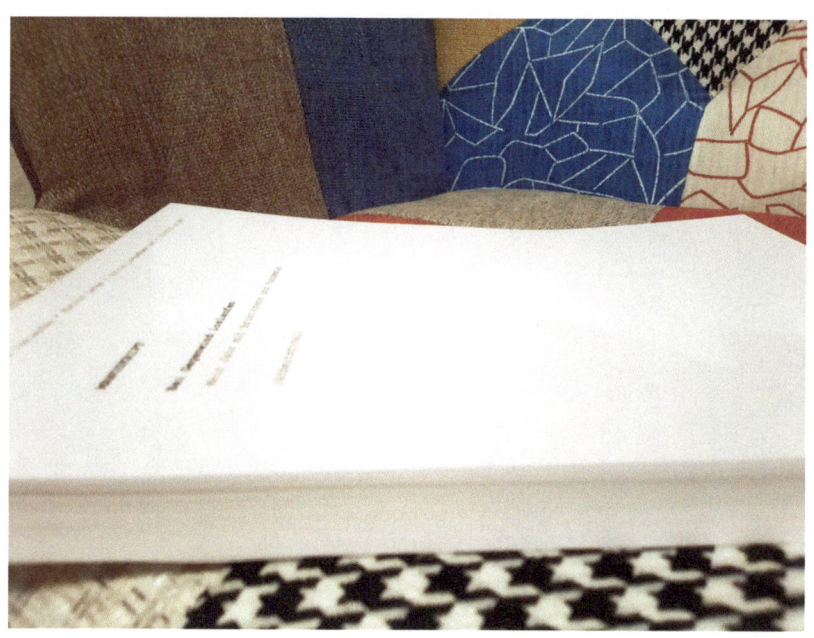

„Wahrscheinlich wurde jede Geschichte bereits
einmal in einem Buch erzählt.
Aber niemand hat sie so geschrieben wie du."

Ich erinnere mich nicht mehr an die genaue Quelle, aber es war ein Ratschlag aus einem Online-Autoren-Seminar. Von wem auch immer ich diese Worte aufgeschnappt habe: Danke! Ich habe sie mir immer wieder ins Gedächtnis gerufen, wenn ich aufgeben wollte, denn der Gedanke, dass viele mein Schicksal teilen und sogar bereits als Buch veröffentlicht haben, ließ mich mehr als tausend Mal an meinem Vorhaben zweifeln. Aber die Worte, die ich gewählt habe, die Zeilen und Seiten, die ich geschrieben habe – die gibt es nur ein Mal. Von mir. Und sie kommen unzensiert von Herzen.

HAT DIR MEIN BUCH GEFALLEN?

Jetzt kommen wir zu dem Teil des Buches, in dem ich Dich um einen kleinen Gefallen bitte. Rezensionen sind ein extrem wichtiger Bestandteil von Produkten, auch bei Büchern. Kunden können sich besser entscheiden, ob sie ein Buch kaufen möchten oder nicht. Und Rezensionen helfen, Bücher innerhalb des vielfältigen Angebotes von Amazon sichtbarer zu machen.

Wenn Dir mein Buch gefallen hat, würde ich mich sehr über Deine Rezension freuen. Scanne dafür den QR-Code und schreibe, was Du über mein Buch denkst, wie es Dir gefallen hat, ob man es gut lesen konnte und natürlich auch, was Dir gefehlt oder nicht so gut gefallen hat.

Ich lese jede Bewertung und jedes persönliche Feedback (**kl@klhe.de**). Das hilft mir dabei, meine Bücher stetig zu verbessern.

Ich freue mich auf Deine offene und ehrliche Bewertung und bedanke mich herzlich für Deine Unterstützung,

Katrin

Weitere KLHE-Titel zum Themenkomplex

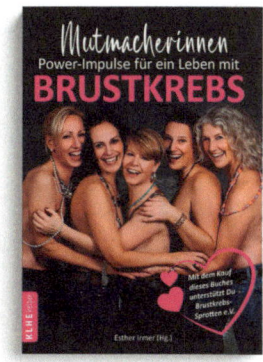

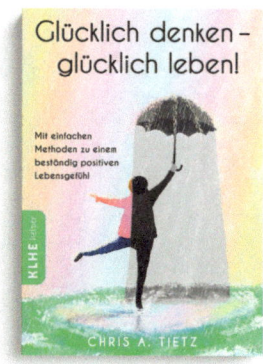

144 Seiten
ISBN 978-3-98538-008-4
Auch als eBook oder Hörbuch erhältlich

226 Seiten
ISBN 978-3-947061-90-7
Auch als eBook oder Hörbuch erhältlich

Bekannt aus dem TV!
24 von Brustkrebs betroffene Frauen berichten in diesem Buch über individuelle Impulse, die sie dabei unterstützt haben, der Schockdiagnose entgegenzutreten.

Das Buch beschreibt auf anschauliche Weise, anhand praktischer Beispiele, wie es gelingt, dauerhaft und unabhängig von äußeren Umständen glücklich zu werden - und dies auch zu bleiben!

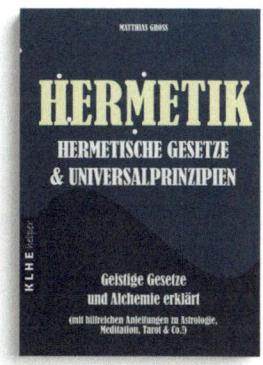

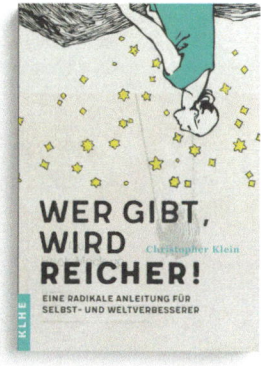

138 Seiten
ISBN 978-3-947061-54-9
Auch als eBook und Hörbuch erhältlich

110 Seiten
ISBN 978-3-947061-34-1
Auch als eBook oder Hörbuch erhältlich

Die hermetischen Gesetze und Universalprinzipien durchziehen unser aller Leben, doch kaum jemand versteht sie. Jetzt geistige Alchemie verstehen und erlernen!

Dieses Buch ist nur für Menschen, die nicht nur sich selbst, sondern zugleich die Welt verbessern möchten. Das perfekte Buch für alle Altruisten!

Liebe Katrin,

wir freuen uns sehr, dass wir Deinem
Buch eine Form geben durften und Du uns
dabei so viel Vertrauen und Freiraum
geschenkt hast. Wir wünschen Dir, dass
dieses Buch all diejenigen findet, die etwas
von Deinem Mut und Deiner Zuversicht in
ihrem Leben brauchen können.

Möge das bunte Konfetti immer mit Dir sein.
Deine fountains